JN183057

「なぜ」から導く循環器疾患のリハビリテーション

これでわかる！

急性期から在宅まで

[編集]

内　昌之　東邦大学医療センター大森病院リハビリテーション科
高橋 哲也　東京工科大学医療保健学部

金原出版株式会社

序　文

　日本は世界で唯一の超高齢化社会で，65歳以上の高齢者人口は3,296万人（平成26年9月15日現在推計），総人口に占める高齢者人口の割合は25.9％と推計されています。この高齢化に伴い循環器疾患が増加している一方で，わが国の循環器医療の進歩は目覚しく，入院中の死亡率は，急性心筋梗塞8.6％，心不全8.3％と，欧米に比べ極めて良好といわれています。しかし，心疾患は，再発による再入院も決して少なくなく，救急救命医療の発展の次は，リハビリテーション医療や再発予防が重要となってきています。

　循環器疾患の障害は，肢体不自由の障害とは違い，目に見えない障害です。それゆえに難しく感じて苦手意識を持つセラピストも少なくありません。リスク管理と称して，障害を過大評価し，かえって生活範囲を狭めてしまうこともあります。一方で，循環器疾患のリハビリテーションは，決められたパスや自転車による運動をするだけで，つまらないと勘違いしている人もいます。高齢化がさらに進むと予想されている以上，セラピストは運動機能以外にも内部機能も熟知しておく必要があります。

　近年，職種の垣根を越えて患者に対応するチーム医療が進むなかで，循環器疾患のリハビリテーションにおいても，早い段階でのセラピストの積極的な参加が求められています。循環器疾患のリハビリテーションの中心は運動療法ですので，本書では，「運動を指導するときになぜこのことを知らなければならないのか」ということを常に意識した構成になっています。病気の成り立ちから，検査，治療，術期管理，離床プログラム，病棟内リハビリテーションプログラム，監視型運動療法，患者教育，在宅でのリハビリテーションまで，循環器疾患のリハビリテーションの一連の流れを疑似体験できるような，実践的な書として広く活用されることを切に願い，編者が信頼する，日頃から医師や看護師と連携しチームで活躍するセラピストの方々に執筆に協力していただきました。

　循環器疾患のリハビリテーションは，徒手的な特殊なテクニックはありません。なぜこんな症状が出るのだろう，どうしたらいいのだろう，本当に大丈夫だろうか（ここまでは大丈夫そうだ），という思考プロセスに基づく実践こそが，特殊テクニック以上の醍醐味であり本質です。セラピストが，正しい運動療法の実践に加えて，再発予防や疾患管理の意識を持ち，患者さんが重症になる前に患者さんの変化を発見したり，退院以降の療養を正確に指導してそばに寄り添えば，真に国民の健康に寄与することができると思います。

　患者さんの小さな変化に気づいてあげられる。患者さんは，信頼する医療スタッフにみてもらえるので安心。いつも気にしてもらえるので嬉しい。そんな心（ハート）のつながりに本書が活かされますこと祈念しています。

平成27年2月

内　昌之
高橋哲也

執筆者 (執筆順)

高橋　哲也	東京工科大学医療保健学部理学療法学科教授
齊藤　正和	榊原記念病院理学療法科
加藤　倫卓	常葉大学健康科学部静岡理学療法学科講師
西川　淳一	帝京大学医学部附属病院心臓リハビリテーションセンター
岡村　大介	聖路加国際病院リハビリテーション科
神谷健太郎	北里大学病院リハビリテーション部
澁川　武志	滋賀医科大学医学部附属病院リハビリテーション部
飛田　良	滋賀医科大学医学部附属病院リハビリテーション部
森沢　知之	兵庫医療大学リハビリテーション学部理学療法学科講師
湯口　聡	心臓病センター榊原病院リハビリテーション室
外山　洋平	埼玉医科大学国際医療センターリハビリテーションセンター
花房　祐輔	埼玉医科大学国際医療センターリハビリテーションセンター
櫻田　弘治	心臓血管研究所附属病院心臓リハビリテーション科
内　昌之	東邦大学医療センター大森病院リハビリテーション科
小幡　賢吾	岡山赤十字病院リハビリテーション科
大浦　啓輔	福山循環器病院リハビリテーション課
平野　康之	徳島文理大学保健福祉学部理学療法学科准教授
森尾　裕志	聖マリアンナ医科大学病院リハビリテーション部
熊丸めぐみ	群馬県立小児医療センターリハビリテーション課

目　次

　　本書の使い方 ……… 1

実　践 編

第1章　離床プログラム
　　A．離床の禁忌（安静を優先する場合）……… 4
　　B．離床開始基準，進行基準，運動機能評価 ……… 6
　　C．離床の目的と効果 ……… 10

第2章　病棟内リハビリテーションプログラム
　　A．プログラムの実際 ……… 12
　　B．日常生活動作 ……… 14

第3章　監視型運動療法
　　A．ウォーミングアップとクーリングダウン ……… 16
　　B．有酸素運動 ……… 20
　　C．レジスタンストレーニング ……… 24
　　D．インターバルトレーニング ……… 28

第4章　患者教育（心理を含む）
　　A．冠危険因子 ……… 30
　　B．心不全管理 ……… 32
　　C．心理 ……… 34
　　D．アドヒアランス向上の工夫 ……… 36

検査・評価 編

第5章　検査の解釈
　　A．心電図：不整脈（期外収縮）……… 42
　　B．心電図：不整脈（心房細動など）……… 46
　　C．心電図：虚血・梗塞 ……… 50
　　D．採血結果 ……… 52
　　E．心エコー ……… 54
　　F．胸部X線 ……… 58
　　G．胸部CT ……… 61
　　H．シンチグラフィ ……… 64

第6章　身体所見やバイタルサインのみかた
　　A．問診 ……… 68
　　B．聴診：心音 ……… 70
　　C．聴診：呼吸音 ……… 72
　　D．視診 ……… 74
　　E．触診 ……… 76

知識・治療 編

第7章　病気（循環器疾患）の成り立ち
　A．動脈硬化……… 82
　B．心不全……… 84
　C．高血圧……… 88
　D．虚血性心疾患……… 90
　E．大動脈疾患……… 94
　F．末梢動脈疾患……… 98

第8章　治療の理解
　A．薬物療法……… 102
　B．酸素療法，マスク式人工呼吸器……… 106
　C．カテーテル治療……… 110
　D．バイパス手術……… 112
　E．弁置換，弁形成……… 115
　F．人工血管……… 118
　G．デバイス治療（ペースメーカ，植込み型除細動器付き心室再同期療法，植込み型除細動器など）……… 120
　H．補助人工心臓……… 123
　I．悪液質……… 126
　J．経鼻栄養……… 128
　K．栄養評価……… 130
　L．栄養とリハビリテーション……… 132

第9章　管理運営
　A．安全管理……… 134
　B．感染予防対策……… 136
　C．チーム作り……… 138
　D．一次救命処置……… 140
　E．二次救命処置……… 144

第10章　周術期管理
　A．呼吸管理……… 146
　B．せん妄管理……… 148
　C．術後の炎症，侵襲……… 150
　D．モニタ，ライン，ドレーン……… 152

在宅・高齢者・小児 編

第11章 在宅
- A．評価内容 ……… 158
- B．環境整備 ……… 161
- C．実施のポイント ……… 164
- D．法律，資源，サービス ……… 167
- E．患者同士の支え合い（サポートグループ）……… 170

第12章 高齢者の特徴と心臓管理
- A．左室機能の低下（拡張能低下）……… 176
- B．腎機能低下，貧血 ……… 178
- C．frailty（身体機能，認知機能）……… 181

第13章 小児の特徴と心臓管理
- A．先天性心疾患 ……… 184
- B．小児の運動療法 ……… 188
- C．家族教育 ……… 190
- D．就学支援 ……… 192

付録
- 略語表 ……… 195
- 一般検査と基準値 ……… 198

本書の使い方

　従来の心臓リハビリテーション関連書籍は，循環器系の機能解剖や循環器疾患の病態生理，評価方法，心臓リハビリテーションの実際（急性期，回復期，維持期），という順番で構成されることが多かった。これは読者に病気の発症から，病院での検査，診断，治療，リハビリテーションの流れを意識させることで，心臓リハビリテーションの全体を理解しやすくする構成になっていたものと思われる。

　本書においても，「循環器疾患の成り立ち」，「検査の解釈」，「治療の理解」，「周術期管理」，「離床プログラム」，「病棟内リハビリテーションプログラム」，「監視型運動療法」，「在宅管理」という，治療やリハビリテーションの継時的な流れを踏襲し，従来同様，心臓リハビリテーションの全体を網羅した。

■ 循環器疾患のリハビリテーションプログラムの中心は運動療法である

　一方，本書の最大の特徴は，循環器疾患のリハビリテーションプログラムの中心である「運動（療法）」をメインキーワードに，運動療法を軸とした解説に努めてもらった。すなわち，「運動（療法）を行う際になぜこれらのことを知らなければならないのか」ということを常に念頭において執筆していただくこととした。循環器疾患にはさまざまな疾患があり，検査があり，治療法がある。そのような中で，医療情報が過剰になり，まとまりをつけられないこともあり，心臓リハビリテーションに苦手意識を強く抱いている看護師や理学療法士も少なくない。

　本書では，「運動（療法）を行う際に，最低限どのような情報を集めなければならないのか」，「どのような情報を集めれば安全かつ安心して運動ができるのか」，「それはなぜか」ということをていねいに解説し，患者さんと接する時に，または患者さんとプログラムを進める時に，「その場その場で何を知らねばならないのか，どのような情報を集めねばならないのか」ということを分かりやすく解説している。

　また，主としてページ左側には写真や図表を配置し，右側にはそれを分かりやすく解説するなど，大学やセミナー，講習会での講義を意識した作りとなっている。あたかも講義を聴いているようなイメージで本書を使用していただきたい。

　病棟，リハビリテーション室，検査室，カンファレンス，在宅，相談室など，あらゆるところに携帯し参照していただき，臨床のヒントを得て，患者さんのリハビリテーションを円滑に行う際の助けとしていただければ幸いである。

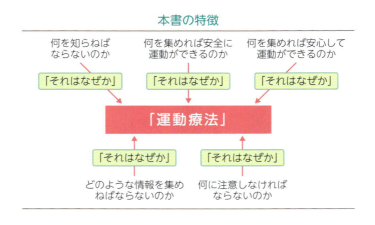

本書の特徴

実 践 編

- 第1章　離床プログラム
- 第2章　病棟内リハビリテーションプログラム
- 第3章　監視型運動療法
- 第4章　患者教育（心理を含む）

実践編

第1章 離床プログラム

A. 離床の禁忌（安静を優先する場合）

Q なぜ運動療法を実施する時に，離床の禁忌について知らなければならないのですか？

A 集中治療領域の循環器疾患患者においては，離床による姿勢変化の影響や労作に伴う心負荷増大により呼吸循環動態が破綻する可能性が極めて高い病態や状態を離床の禁忌と考える。そのため，離床の禁忌を知らずに安全に離床をすることはできない。

禁忌の条件

離床の禁忌となる条件は，離床による「効果」よりも，離床による「弊害」が生じる可能性が極めて高い状況をさす。

- 離床の禁忌に該当する場合は，「離床」よりも「安静」を優先すべきである。
- 図に示すように，鎮静下で呼吸，循環，代謝機能の一部を機械的に補助する人工呼吸器，経皮的心肺補助装置(percutaneous cardiopulmonary support：PCPS)，大動脈内バルーンパンピング(intra aortic balloon pumping：IABP)，持続的血液透析濾過法(continuous hemodiafiltration：CHDF)を使用した管理が必要な状況，または，急性循環不全（ショック），急性循環不全の前状態（プレショック）ならびに心臓血管外科手術時の循環補助の際に，心拍数，血圧，心拍出量，肺動脈楔入圧，末梢血管抵抗の調節のために使用される心血管作動薬の投与(表1)にもかかわらず，全身状態が不安定な状況では，「離床」は禁忌となる。
- 心血管作動薬のうち塩酸ドパミンは，投与量により作用効果が異なることが知られて

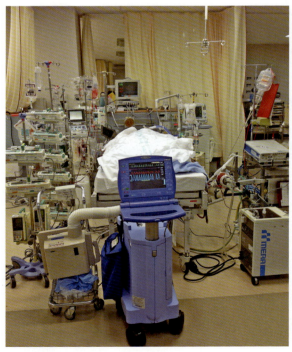

図 身体機能を維持する各種装置
①血液透析，②生体モニタリングシステム，③酸素供給システム（人工呼吸器），④静脈栄養，経腸栄養，⑤持続点滴薬：強心薬・利尿薬・血管拡張薬・抗不整脈薬・抗菌薬，ペースメーカ，⑥循環補助装置：PCPS/IABP，⑦胸部・腹部X線，CT・MRI検査，血液検査，エコー検査，⑧ドレーン，尿バルーン

A. 離床の禁忌（安静を優先する場合）

	心拍数 （HR）	平均血圧 （MAP）	心拍出量 （CO）	肺動脈楔入圧 （PCWP）	末梢血管抵抗 （SVR）
塩酸イソプロテレノール	↑↑↑	↓	↑	↓	↓
アドレナリン	↑↑	↑	↑↑	↑	↑
ノルアドレナリン	→/↓	↑↑↑	↑/→/↓	↑	↑↑↑
塩酸ドパミン	↑	↑	↑	↑	↑/↓
塩酸ドブタミン	↑	↑/↓	↑	↓	↑/↓
PDE Ⅲ阻害薬	→/↓	→/↓	↑↑	↓↓	↑/↓

表1　心血管作動薬の効果

投与量（γ＝μg/kg/分）	DOAの作用
低用量 0.5〜3.0μg/kg/分	血管平滑筋にあるD₁ドパミン受容体に作用 ⇒冠血流，腎血流増加，肺動脈収縮
中等度 3.0〜10μg/kg/分	心臓と末梢循環のβ受容体に作用 心筋収縮性増加，心拍数増加，末梢血管拡張 ⇒総合的に心拍出量増加
高用量 ＞10μg/kg/分	血管のα₁受容体に作用 末梢細動脈，腎動脈，冠動脈収縮 ⇒血圧上昇

表2　塩酸ドパミン（DOA）の用量と効果
DOAは，用量により作用効果が異なるため，用量から治療目標や離床の可否を推測することができる。

いる（表2）。高用量の塩酸ドパミンが投与されている場合，離床により全身状態が不安定になる可能性が高いため，離床は禁忌となる。
- 離床の禁忌に該当する場合でも，全身状態が改善傾向にある場合，急性合併症の予防（prevention of chronically critical illness）ならびに慢性化した急性合併症の管理（management of chronically critical illness）を目的とした側臥位，（半）腹臥位などのベッド上での体位変換や関節可動域の練習などは，全身状態を確認しながら実施する場合がある。

> **留意点**
> 離床の禁忌に該当する機械的補助からの離脱や高用量の血管作動薬の投与から低〜中等度の用量への減量がなされても，直ちに安全に離床が実施可能とは限らないことに留意する必要がある。

（齊藤正和）

実践 編

B. 離床開始基準，進行基準，運動機能評価

 Q なぜ運動療法を実施する時に，離床開始基準について知らなければならないのですか？

 A 集中治療領域の循環器疾患患者が離床を開始する際には，最低限，安静時の呼吸循環動態が安定していることが前提となる。離床開始基準は，安静時の全身状態が安定しているかどうかを評価する基準値であり，安全に離床を行うためには重要である。

1. 離床開始基準，進行基準（表1）

離床開始基準（inclusion criteria of early mobilization/early exercise）とは，座位，立位，歩行などの早期理学療法プログラムを実施する際に，最低限，安静時の全身状態が安定しているかどうかを判断する基準をいう。

進行基準（regimen of early mobilization/early exercise progression）とは，離床を開始もしくは座位から立位，立位から歩行など，離床プログラムを次のステップに移行した際に，全身状態が安定しているかどうかを判断する基準をいう。

- 早期離床を安全かつ効果的に実施するために開始基準が必要となる。

大項目	小項目	基準値
循環アセスメント	心拍数	年齢予測最大心拍数の70％以上 安静時心拍数の20％以上の減少 心拍数 40 bpm以下，130 bpm以上 新たに出現したリズム異常 抗不整脈薬の治療 新たな心筋梗塞
	血圧	収縮期血圧（sBP）180 mmHg以上 sBP/dBPが20％以上減少（起立性低血圧） 平均血圧＜65 mmHg，＞110 mmHg 新たな昇圧薬導入や追加
呼吸アセスメント	呼吸	5回/分以下，40回/分以上
	酸素飽和度	4％以上の減少，88～90％以下
	人工呼吸器管理	$FiO_2 \geq 0.6$，$peep \geq 10$ mmHg 人工呼吸器と非同調 MV modeがassist-control modeに変更 気道が不安定
神経学的アセスメント	意識	RASS≦－3 追加の鎮静が必要になる患者の興奮（RASS＞2）
自覚症状アセスメント	症状	非常に不快な息切れ 患者の拒否

表1 早期離床開始と進行基準
(Adler J, Malone D : Early mobilization in the intensive care unit : a systematic review. Cardiopulm Phys Ther J 23 : 5-13, 2012 より改変)

B. 離床開始基準，進行基準，運動機能評価

- 早期離床の開始基準は数多く報告されているが，大項目に分類するとおおよそ循環，呼吸，神経学的評価アセスメントに加えて，自覚症状アセスメントに分類される（表1）。

2. 早期離床開始のストラテジー（図1）

- 集中治療領域の循環器疾患患者の全身状態は，循環，呼吸，神経学的アセスメントならびに自覚症状アセスメントにより分類し，包括的に把握する（Step 1）。
- 集中治療に伴う急性合併症（critical illness）を予防するための理学療法介入なのか，もしくは長期臥床により生じた合併症（chronically critical illness）を適切に管理しつつ，身体機能の改善のための理学療法介入なのかなど，早期離床の目的を明確にする（Step 2）。
- 離床基準を満たすことに加えて，理学療法施行中および理学療法施行後にも循環，呼吸，神経学的アセスメントおよび自覚症状アセスメントを適宜実施し，理学療法介入に伴う全身状態の増悪予防ならびに早期発見に努めることを忘れてはならない（Step 3）。

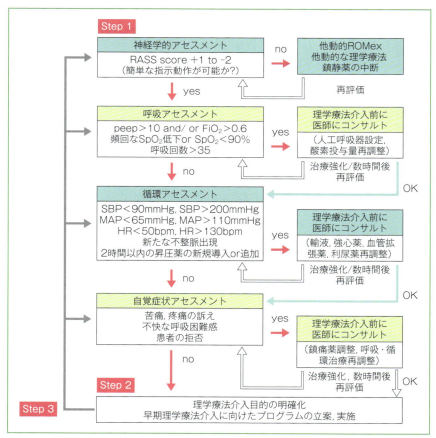

図1 早期離床のストラテジー

留意点

本項で紹介した離床開始基準は，安全に離床を行う際に最低限確認すべき項目ならびに基準値であり，これらの離床基準値をすべて満たしていることが，安全に離床ができることを保証するものではないことに留意する必要がある。

3. 運動機能評価

　運動機能評価（assessment of physical function）とは，急性の循環器疾患の発症ならびに周術期管理中の脳梗塞，対麻痺，そしてICU関連筋力低下（intensive care unit-acquired weakness：ICU-AW）などの急性合併症の有無や重症度を判断するために，神経，筋および関節などの機能異常の評価をいう。

a. 離床に向けた運動機能評価

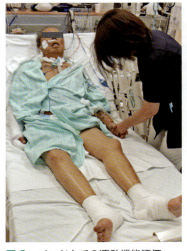

図2　ベッド上での運動機能評価

- 離床を行う際には，意識，呼吸，循環，代謝などの観点から離床を安全に進めることが可能であるかを判断するとともに，神経，筋，関節などの身体機能の観点からも離床を進めることが可能かを判断する必要がある。
- 離床を行う前の運動機能評価としては，入院前の運動機能や日常生活動作（activities of daily living：ADL）レベル，慢性的な合併症などの調査に続いて，ベッド上において，四肢・頸部・体幹の神経・筋異常などの急性合併症の有無を調査する（図2）。
- ベッド上で測定可能な筋力評価であるMedical Research Council（MRC）筋力スケール（表2）やベッド上ならびにベッドサイド周囲での基本動作の自立度と介助量を評価するFunctional Status Score-ICU（FSS-ICU）なども使用される[3]（表3）。

関節運動	筋力スケール		得点方法
手関節屈曲	0	筋収縮（−）	左右の上肢3項目，下肢3項目の合計 最低得点：0点 最高得点：60点
肘関節屈曲	1	筋収縮（+），関節運動（−）	
肩関節外転	2	関節運動（+），重力に抗しない	
足関節背屈	3	関節運動（+），重力に抗する	
膝関節進展	4	最大下の抵抗に抗する	
股関節屈曲	5	最大抵抗に抗する	

表2　Medical Reserch Council（MRC）筋力スケール
(Medical Research Council：Aids to the examination of the peripheral nervous system, Memorandum no. 45, Her Majesty's Stationery Office, London, 1981 より改変)

項目	FSS-ICU スケール	得点方法
寝返り (rolling)	7 完全自立 6 修正自立 5 要監視 4 軽度介助（25%） 3 中等度介助（50%） 2 重度介助（75%） 1 全介助	各項目を1～7点に得点化し，5項目の合計得点をFSS-ICU得点で算出する 最低得点：7点 最高得点：35点
臥位から座位への移動 (supine to sit transfer)		
座位保持 (unsupported sitting)		
座位から立位への移動 (sit to stand transfer)		
歩行 (ambulation)		

表3 Functional Status Score-ICU（FSS-ICU）
(Zanni JM, Korupolu R, Fan E, et al：Rehabilitation therapy and outcomes in acute respiratory failure：an observational pilot project. J Crit Care 25：254-262, 2010 より改変)

b. ICU-acquired weakness（ICU-AW）

近年，長期人工呼吸管理を必要とする患者のなかで，全身が衰弱し，神経筋の異常を呈するICU-acquired weakness（ICU-AW）が注目されている。

- ICU-AWは，1週間以上の長期人工呼吸管理を必要とした患者の1/4から1/2程度に発症し，ICU-AWを招いた患者では，長期的な機能的予後が不良との報告もある[4]。

（齊藤正和）

C. 離床の目的と効果

 なぜ運動療法を実施する時に，離床の目的や効果について知らなければならないのですか？

 離床により期待できる効果は多岐にわたるため，集中治療領域の循環器疾患患者に対する離床の効果を知り，個々の症例に応じた目的の下，どのように離床を実践するかなどを考えて実施することが重要である。

1. 離床の目的

高齢者や複合疾患を有する症例では，集中治療が長期にわたる可能性が高く，二次的に生じる急性合併症のリスクを有する。これら急性合併症を予防することが予防的離床(prevention of chronically illness)の目的となる。

図は，人工呼吸器装着患者に対する人工呼吸器離脱までの間に，呼吸器関連合併症の発症を予防することを目的に離床という手段を講じている場面(図のa)と，長期間の人工呼吸器管理を含む集中治療に伴い低下した身体機能の改善を目的に離床という手段を講じている場面である(図のb)。

- 集中治療が遷延し急性合併症が慢性化した患者では，主病因ならびにこれらの慢性化した急性合併症の治療(管理)的離床(management of chronically ill patients)が重要となってくる。
- 理学療法士は目の前にいる患者を「ただ起こせば良い」のではなく，何のために離床をするのか，「離床の目的」を明確にする必要がある。

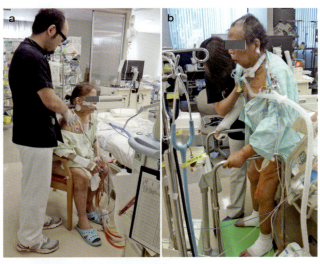

図　予防的離床と治療(管理)的離床
a. 呼吸器装置離脱ならびに呼吸器合併症予防に対する予防的離床
b. 長期臥床による身体機能低下に対する治療(管理)的離床

C. 離床の目的と効果

2. 離床の効果

- 集中治療領域からの早期離床の効果として**表2**に示すように身体機能低下予防に加えて，せん妄や人工呼吸器装着時間の短縮，さらには在院日数の短縮への効果が報告されている[5]。
- 早期離床は，主病因ならびに急性合併症に伴う弊害を予防もしくは慢性化した急性合併症からの回復を目標とした理学療法であり，離床の延長線上に，退院に向けた日常生活動作再獲得ならびに二次予防に向けた運動療法がある。

Prevention of chronic critical illness
骨格筋量低下予防，ADL低下予防
長期臥床に伴う全身性の廃用症候群の予防
人工呼吸関連合併症予防
せん妄予防
Management of the chronically critically ill patients
急性・慢性合併症の管理（再増悪予防） ・せん妄，意識障害 ・骨格筋量低下，ICU-AW ・無気肺，肺炎，呼吸器関連肺合併症 ・関節拘縮，骨・関節痛 ・脳血管疾患 ・褥瘡 ・誤嚥
適切な呼吸管理
長期呼吸管理からの離脱への管理

表1　離床の目的

離床により改善する項目	効果
機能的自立度	↑
6分間歩行距離	↑
骨格筋力	↑
身体機能に関連するQOL	↑
せん妄発症率	↓
人工呼吸器装着時間	↓
ICU滞在期間	↓
入院期間	↓

表2　離床により改善が得られる項目
(Schweickert WD, Kress JP : Implementing early mobilization interventions in mechanically ventilated patients in the ICU. Chest 140 : 1612-1617, 2011 より改変)

> **留意点**
> 集中治療領域の循環器疾患患者に対して離床を図る場合，離床により目的の効果が得られているのか否かを検証しながら行う必要がある。

（齊藤正和）

実践 編

第2章 病棟内リハビリテーションプログラム

A. プログラムの実際

Q なぜ運動療法を実施する時に、病棟内リハビリテーションプログラムについて知らなければならないのですか？

A 病棟内リハビリテーションは、日常生活機能の早期獲得と身体の脱調節を防ぐのが目的であり、その後の運動療法へのスムーズな移行を可能にするために重要である。

1. 心臓外科手術後リハビリテーションの進行例

病棟内リハビリテーションプログラムは、離床が開始されてからリハビリテーション室での運動療法が始まるまでの間に、病棟内における日常の生活活動を安全に行えるようになることを目的としている（表1）。

ステージ	運動内容	病棟リハビリテーション	排泄	その他
0	手足の自動運動 受動座位 呼吸練習	手足の自動運動 呼吸練習	ベッド上	嚥下障害の確認
I	端座位	端座位 10 分 ×　　回	ベッド上	
II	立位・足踏み	立位・足踏み ×　　回	ポータブル	
III	室内歩行	室内歩行 ×　　回	室内トイレ可	室内フリー
IV-1	病棟内歩行 （100 m）	100 m 歩行 ×　　回	病棟トイレ可	棟内フリー
IV-2	病棟内歩行 （200～500 m）	200～500 m 歩行 ×　　回	院内トイレ可	院内フリー
V	階段昇降	運動療法室へ		有酸素運動

表1　心臓外科術後リハビリテーションの進行例
（日本循環器学会，他：循環器病の診断と治療に関するガイドライン（2011年度合同研究班報告）．心血管疾患におけるリハビリテーションに関するガイドライン（2012年改訂版）を参考に作成）

- 循環動態の安定化と並行してプログラムを進める。
- 運動内容の項目は運動負荷試験の意味合いがある。
- 各ステージの運動の前後で血圧、脈拍、酸素飽和度、心電図、自覚症状をチェックし段階的に歩行距離を延長する。
- 運動実施前後の各指標に問題がないことを確認後、病棟において負荷試験に応じた安静度の下、日常生活動作（activities of daily living：ADL）を拡大する。
- 病棟内歩行の自立は、術後4～5日が目安となる。
- 運動器障害の合併や超高齢者など病前から歩行能力の低下が認められる場合には、プログラムを用いずに、ベッドサイドでの個別の理学療法を実施する。

A. プログラムの実際

2. 運動負荷試験（ステップアップ）の判定基準（表2）

- 胸痛，強い息切れ，強い疲労感，めまい，ふらつき，下肢痛がない
- 他覚的にチアノーゼ，顔面蒼白，冷汗が認められない
- 頻呼吸（30回/分以上）を認めない
- 運動による不整脈の増加や心房細動へのリズム変化がない
- 運動による虚血性心電図変化がない
- 運動による過度の血圧変化がない
- 運動で心拍数が30 bpm以上増加しない
- 運動により酸素飽和度が90％以下に低下しない

表2 運動負荷試験の判定基準（ステップアップの基準）
（日本循環器学会，他：循環器病の診断と治療に関するガイドライン（2011年度合同研究班報告），心血管疾患におけるリハビリテーションに関するガイドライン（2012年改訂版）を参考に作成）

- 胸痛は心筋虚血を疑い，不完全血行再建や周術期の心筋梗塞が考えられる場合には心電図変化を合わせて確認する。
- 運動中に強い息切れがある場合，肺うっ血が残存している場合が多い。
- めまいやふらつきは心拍出量の低下を示唆する所見である。
- 顔面蒼白や冷や汗は交感神経の過剰な亢進の所見であり，直ちに運動を中止する。
- 心房細動の発生は，自律神経機能の変化により生じやすい。
- 頻脈（120 bpm以上）は心拍出量の低下を招くこともある。
- 低酸素血症の要因として痰の貯留による無気肺や肺うっ血が考えられる。

3. プログラム進行における留意点

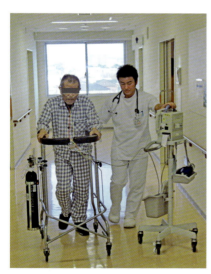

図 病棟内における歩行訓練

- 歩行に際して，患者のバランス機能に合った歩行補助具（杖，歩行器）を選択する（図）。
- 長期間臥床していた高齢者は，下肢筋力の低下が著しいこともあり，立位バランスや起居動作を事前に確認する。
- 降圧薬を内服し始めた患者は，ふらつきを呈することがあるため，歩行時には十分注意する。
- 不整脈の出現などリスクが高い場合は，モニタ心電図も合わせて確認する。

（加藤倫卓）

実践編

B. 日常生活動作（ADL）

 なぜ運動療法を実施する時に，ADL について知らなければならないのですか？

 ADL の自立度は運動療法介入のアウトカムの一つであり重要である。

1. 食事

a. 心臓血管外科術後患者における嚥下障害の発生要因（表1）

- 長時間の手術時間
- 長時間の気管挿管
- 脳血管疾患既往例
- 胸部大動脈手術例

心臓血管外科術後は，摂食・嚥下障害が生じる場合がある。嚥下障害は重篤な呼吸器感染症を併発し長期入院を余儀なくされる。経口摂取に先立ち，嚥下スクリーニング検査を実施することが望ましい。

表1 嚥下障害の発生要因

b. 嚥下障害のスクリーニングテスト（表2）

1) 反復唾液飲みテスト（repetitive saliva swallowing test：RSST）
   - 可能な限り飲み込むことを繰り返す。
   - 喉頭隆起と舌骨の動きを触診で確認し，喉頭隆起が元の位置に戻った時点で嚥下完了とする。
2) 改定水飲みテスト（modified water swallow test：MWST）
   - 3 mL の冷水の嚥下が可能な場合には，更に2回の嚥下運動を追加して評価する。

1. 反射唾液飲みテスト（RSST）		評定	
● 30秒間に唾液を何回嚥下できるかをテストする		30秒間に3回未満は異常	
2. 改定水飲みテスト（MWST）		評点	
● 3 mL の冷水を口腔内に入れて嚥下してもらい，嚥下反射の有無，むせ，呼吸の変化を評価する。	1点	嚥下なし，むせまたは呼吸変化を伴う	
	2点	嚥下あり，呼吸変化を伴う	
	3点	嚥下あり，呼吸変化はないが，むせあるいは湿性嗄声を伴う	
	4点	嚥下あり，呼吸変化なし，むせ，湿性嗄声なし	
	5点	4点に加え，追加嚥下運動（空嚥下）が30秒以内に2回以上可能	
	判定不能	口から出す，無反応	

表2 嚥下障害のスクリーニングテスト

B. 日常生活動作（ADL）

2. 排泄

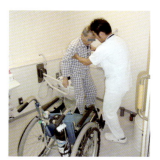

図1　トイレ移乗の介助

排泄の早期自立は精神的ストレスを軽減するので重要である。100 m歩行の自立する時期が，病棟内トイレを使用する目安となる。

1）排泄の早期自立
- 移乗や歩行バランスを十分に評価して転倒に注意し，必要時は介助を行う（図1）。
- 夜間帯は睡眠薬の影響や覚醒状態を確認し，転倒予防のための排泄の形態（ポータブルトイレの使用）なども考慮する。
- 利尿薬の効果によるふらつきに注意する。

2）排泄時の留意点
- 排便時の努責は腹腔内圧の上昇から，静脈還流が減少して心拍出量の低下を生じるため，注意が必要である。
- 努責を避けるために便秘時の緩下剤の使用や水分補給を考慮する。
- 和式トイレは腹圧の上昇をきたしやすいために避ける。

3. シャワー・風呂

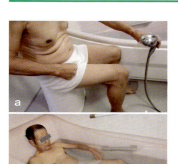

図2　入浴法の実際

入浴動作には，浴室への移動，着替え，洗体，湯船につかるなどの一連の動作がある。

1）入浴法の実際（図2）
- 浴槽に入る前に足先から上半身に向けシャワーをかける（図2a）。
- ゆっくりと浴槽に入り，胸までゆっくりつかる。胸が圧迫されるような感覚がなければ肩までつかる（図2b）。
- 浴槽につかる時間は5～10分程度とする。
- 洗髪はシャワーを利用し，前屈にならない姿勢で洗う（図2c）。
- 入浴中の発汗を考慮して脱水予防のために，入浴前後にコップ一杯の水分補給を行う。

2）入浴時の留意点
- 浴槽への出入り直後と洗髪動作時に収縮期血圧と脈拍は最も上昇するので，ゆっくりとした動作を心がける。
- 深めの入浴は静水圧によって末梢血管抵抗が増加し，さらに胸郭や腹部も圧迫を受けるので血行動態の変化に注意が必要である。
- 湯温が42℃を超える場合は，血小板が活性化され凝固機能が亢進するため，湯温は38～40℃とする。

4. 階段

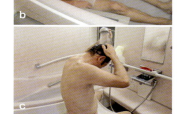

- 階段昇降の運動負荷量は5～6 Metsであり，病棟内ADLの中では最も負荷が高い（図3）。
- 初回実施時および不安定性がある場合，必ず付き添い実施する。
- 単位時間内の仕事量を少なくするために，ゆっくりと昇降する。
- 息切れや動悸がある場合には，一気に昇らずに適切な休憩を取る。

（加藤倫卓）

実践 編

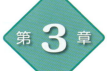

監視型運動療法

A. ウォーミングアップとクーリングダウン

Q なぜ運動療法を実施する時に，ウォーミングアップとクーリングダウンについて知らなければならないのですか？

A ウォーミングアップとクーリングダウンは運動療法を安全に実施するために重要である。

1. ウォーミングアップとクーリングダウンの位置づけ（図1）

a. ウォーミングアップ

ウォームアップともよばれ，身体を安静状態から運動へ移行させる準備段階と位置づけられる。
- 時間は10～20分がよいとされる。
- ウォーミングアップの強度は，安静時から徐々に高め，トレーニング時の目標心拍数幅の下限まで増していくとよい。

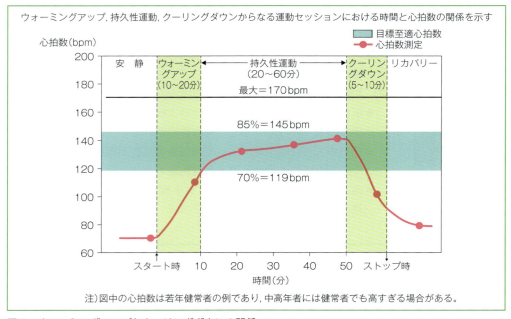

図1 ウォーミングアップとクーリングダウンの関係
(American College of Sports Medicine. Major Signs and Symptoms Suggestive of Cardiovascular and Pulmonary Disease. ACSM's Guidelines for Exercise Testing and Prescription. 7th ed, 2006 より)

A. ウォーミングアップとクーリングダウン

b. クーリングダウン

クールダウンともよばれ，循環動態を調節して，運動後の身体の興奮状態を徐々に静める調整段階と位置づけられる。
- 全身の疲労をより早く回復させるためのメンテナンス段階ともいえる。
- 時間は5～10分がよいとされる。

2. ウォーミングアップの効果（表1）

- 整形外科的障害を予防する
- 筋収縮効率を高める
- 心臓の後負荷を減少させる
- 不整脈の出現を抑える
- 血小板凝集の亢進を予防する
- 効率よく酸素を使える

表1　ウォーミングアップの効果

1) **整形外科的障害の予防**
　骨格筋や腱などの結合織の伸展性や柔軟性を高め，関節の可動域を広げる。
2) **筋収縮効率の上昇**
3) **心臓の後負荷の減少**
　血液循環を促進し，一酸化窒素の合成を促し，血管を拡張させる。このことは血管抵抗を減少させ，心臓の後負荷を減少させる。
4) 心室性不整脈など**異常心電図出現の抑制**
　過剰な乳酸産生を抑え，急激な換気の増大やカテコラミン分泌を抑えることができる。
5) **血小板凝集能の亢進の予防**
　急激な交感神経の亢進を抑える。
6) **効率よい酸素の使用**
　身体を温めることで，酸素乖離曲線を右方変位させ，ヘモグロビンから酸素を放出しやすくする。

3. ウォーミングアップの方法

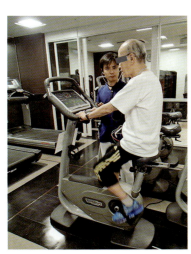

図2　ウォーミングアップの一例

- ウォーミングアップは，小さな筋肉を使うよりも大きな筋肉を動かす運動を選ぶ。
- 自転車エルゴメータを用いた低強度の運動がよい（図2）。
- ウォーミングアップの強度は最高酸素摂取量の40％未満，低強度でよい。

> **留意点**
> 血管拡張能が障害されている重度の心不全患者や重度の糖尿病患者，動脈硬化が著しい患者には，十分に時間をとる。

17

4. クーリングダウンの効果（表2）

- 運動直後の静脈還流の減少を防ぐ
  心拍出量や血圧の低下を防ぐ。
  冠血流量の低下を防ぐ。
- 血管迷走神経反射を抑える
- 神経系の回復を図る
- 液性の回復を図る
- 疲労物質を除去し，回復を早める

表2　クーリングダウンの効果

1) 急激に運動を止めることにより生じる運動直後の静脈還流減少の防止
   - 急激に運動を止めると，筋ポンプ作用が減少し，静脈還流が減少する。
   - 運動筋中の血管は拡張しているので，運動を止めると血液が末梢に残り，静脈還流はさらに減少する。
   - 心筋虚血で誘発される重篤な不整脈出現を予防する。
2) 運動を突然中断した後に生じる副交感神経の急激な回復（血管迷走神経反射亢進）の防止
   - 血圧低下，冷汗，気分不快，顔面蒼白，徐脈，失神などの症状を予防する。
3) 運動後の神経性・液性の回復を図る
   - 神経性の回復
     ⇒ 運動後の副交感神経の回復は運動後2～3分間必要である。
   - 液性の回復
     ⇒ 副腎からのカテコラミン分泌が減少するなど，液性の回復はゆっくり起こる。
4) 疲労物質の除去と回復の促進
   - 疲労物質を除去し，全身の疲労をより早く回復させる。

5. クーリングダウンの方法

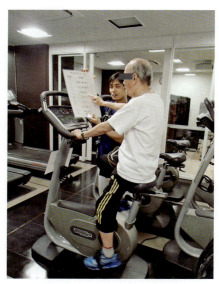

図3　クーリングダウンの一例

- ウォーミングアップに準じて行う。
- トレッドミルで運動療法を行っている場合は，歩行速度や走行面の傾斜を下げて2～3分，ゆっくりとしたペースで歩く。
- 自転車エルゴメータの場合は最高酸素摂取量の40％未満，低強度で2～3分漕ぐ。回転数は50～60回転/分のままとする。

> **留意点**
> 運動により活動筋の血管が拡張しているため，急に運動をやめると，静脈還流が低下して低血圧となることがあるので注意する。低血圧で意識を失った場合は，いち早く臥位にして静脈還流を増加させることが重要である。

A. ウォーミングアップとクーリングダウン

6. ストレッチングの目的・方法（図4〜6）

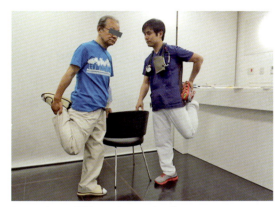

図4　大腿四頭筋のストレッチング

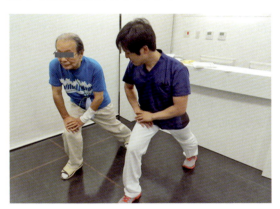

図5　下腿三頭筋のストレッチング

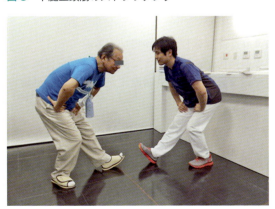

図6　ハムストリングスのストレッチング

　ウォーミングアップやクーリングダウンの一部として広く行われている運動に**ストレッチング**がある。
　ストレッチングとは，「**骨格筋−腱群を引き伸ばした後，筋長を一定に保ち，外的な圧を緩和すること**」である。

a. 運動前のストレッチングの目的
- 骨格筋の柔軟性を高め，怪我を予防する。
- 筋内の血液循環を促進する。

b. 運動後のストレッチングの目的
- 疲労物質の拡散を図る。
- 自己抑制により筋緊張を低下させる。
- β-エンドルフィンなどの内因性疼痛抑制物質の分泌を促進する。

c. ストレッチングの方法
- 主運動で動かす筋肉をまんべんなくストレッチングする。
- 時間は10分程度かけてゆっくり行う。
- 静的なストレッチングをまず行い，次に動的なストレッチングを組み合わせる。
- 静的ストレッチングは一つの動作を15〜60秒行う。
- 「気持ちよい」と感じるくらいまで伸ばす。

> **留意点**
> ①ストレッチング中は息止めしない。
> ②高齢者では，転倒に注意して，手すりなどにつかまって行う。
> ③動的ストレッチングでは反動をつけすぎないようにして行う。

（高橋哲也）

B. 有酸素運動

> **Q** なぜ運動療法を実施する時に，有酸素運動について知らなければならないのですか？
>
> **A** 有酸素運動は再発に関わる危険因子の是正や，運動耐容能を改善させるために重要である。

1. 有酸素運動とは（図1）

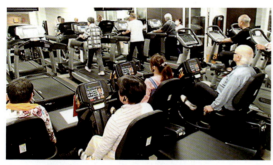

図1　各種運動機器を用いた有酸素運動

有酸素運動とは好気的代謝による軽度～中程度負荷の持続的運動をいう。
- 有酸素運動では酸素を使ってエネルギーを生み出すが，その過程で乳酸を生じないため長時間運動を継続することができる。
- 主なエネルギー源としてあげられるのは，血中のブドウ糖や体内に蓄積された脂肪を分解してできる遊離脂肪酸である。

2. 有酸素運動の効果（表1）

- 運動耐容能の改善
- 不安定プラークの安定化
- 血管拡張能の改善
- 再発危険因子の是正
- 生命予後の改善

表1　有酸素運動の効果

a. 運動耐容能の改善

- 有酸素運動の継続により最高酸素摂取量が増加する。
- 虚血性心疾患では，虚血閾値が高まることで狭心症発作を軽減させたり，血管拡張能の反応改善により冠動脈灌流が改善し，運動耐容能が改善する。

b. 不安定プラークの安定化

- メタボリックシンドロームやインスリン抵抗性の改善が炎症反応の抑制に働き，プラーク破綻を防止して急性冠症候群を予防する。

c. 血管拡張能の改善

- 運動により血管内の血流速度が上昇すると血管内皮細胞は壁ずり応力を感知して一酸化窒素（NO）を放出し血管が拡張する。

d. 冠危険因子の是正

- 中長期的に継続することで再発危険因子の高血圧，脂質異常症，糖尿病，肥満の改善に有効である。

B. 有酸素運動

3. 有酸素運動の主な種目と特徴（図2）

a. 運動種目の選択
- 運動療法開始初期は，運動中の心拍数・血圧・自覚症状のモニタリングが容易で，運動強度を一定に保ちやすい自転車エルゴメータを使用するのがよい。

b. 自転車エルゴメータの長所
- 負荷量の調整が容易で正確に定量化できる。
- 機械的ノイズが少なくモニタリングしやすい。
- 運動時の患者の姿勢が安定していて転落の危険性が低い。

c. 自転車エルゴメータの短所
- 関節の可動制限がある場合には使用しにくい。
- 自転車に不慣れだと一定回転数を保てない。

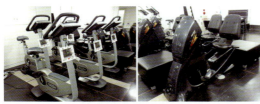
a. アップライトエルゴメータ　　b. リカンベントエルゴメータ

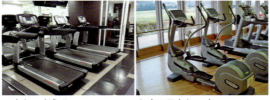
c. トレッドミル　　　　　　　d. クロストレーナー

図2　有酸素運動の主な種目に用いる機器

4. 運動強度について

a. 至適運動強度
- 運動強度は表2の理由から心肺運動負荷試験（cardiopulmonary exercise testing：CPX）で求めた嫌気性代謝閾値（anaerobic threshold：AT）を基準とする。
- CPXを実施しない施設では，図3に示すBorg（ボルグ）スケールやKarvonen（カルボーネン）法などにしたがってATに相当する強度を推定し運動強度を決定することもある。

b. 至適運動強度の求め方
- AT処方
  AT時の心拍数，AT1分前のワット数
- Borgスケール（図3）
  AT相当の自覚運動強度＝11〜13
- Karvonen法
  AT相当の心拍数＝（最大心拍数−安静時心拍数）×k＋安静時心拍数
  　kは定数＝0.4〜0.6（重症患者は0.2から開始）
- 最大心拍数法
  AT相当の心拍数＝（220−年齢）×0.5〜0.7

- AT以下では運動中に換気亢進による呼吸困難感が生じにくい
- 長時間の持続的運動が可能
- 代謝性アシドーシスの進行や血中カテコラミンの著しい増加など，心筋に悪影響を与える代謝内分泌系の変化を生じにくい
- 高血圧，糖尿病，肥満，高脂血症など，冠危険因子改善に好ましい代謝強度

表2　嫌気性代謝閾値（AT）を基準とする根拠

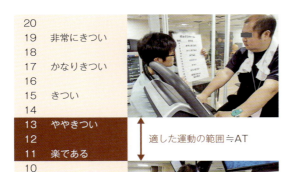

図3　Borgスケール

実践 編

> **留意点**
> Karvonen法のような心拍数を運動強度の目安に利用する方法は，β遮断薬など運動時の心拍上昇を抑制するような薬剤を内服している患者には適切でない。

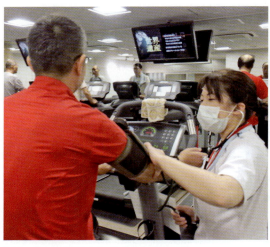

図4 トークテストとバイタルチェック
強い息切れは？ 胸郭の動きは？ 会話はできる？ 苦悶の表情は？ これらを話しかけながら確認する。

c．運動強度が適切か判断するには

1）トークテスト（図4）

運動中に話しかけながら，患者の表情や呼吸の仕方を確認することは重要である。
- ATを上回るような運動強度であった場合には会話が続かず，「はい」や「うん」といった片言でしか返事を返すことができない。
- 運動中に話しかけてみて30秒程度の会話のやりとりができるかを確認する。

2）心拍数の推移を観察（図5）

- 運動中の心拍数の推移を観察することが重要である。
- 運動強度がAT以下で一定の持続的運動であれば，運動中の心拍数は定常状態となる。適切な負荷強度で運動が行われていれば開始から5分程度で心拍数は定常状態となるはずである。

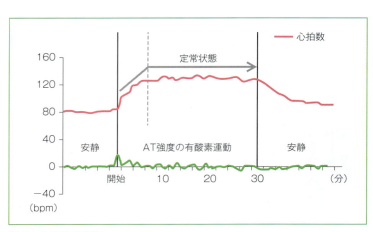

図5 心拍数の推移
（信州大学 e-Learning 教材：運動生理学を参考に作図）

5. 自己管理と適切な運動時間の設定（図6）

- 「心血管疾患におけるリハビリテーションに関するガイドライン」で推奨している運動時間は20～60分間である。
- 長時間に及ぶ運動は一時的な脱水を引き起こすため，血液濃度が上昇し，血管内血栓を生じやすくする。
- 重症心疾患患者や高齢者では，運動量や運動頻度の増加により心疾患の悪化や整形外科疾患を新たに発症するリスクが高まることから，治療の範疇を越えるような長時間の運動は奨めるべきでない。
- 非監視型運動療法を導入する際には，特にこれらのことを十分に説明する必要がある。

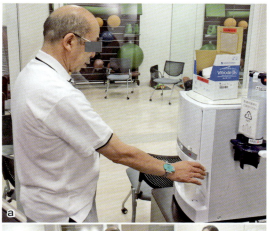
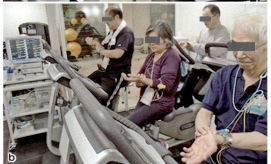

図6　運動療法と自己管理
a．こまめに飲水を促す
b．バイタルサインのセルフチェック

> **留意点**
> 運動が長時間に及ぶときは必ず事前にバイタルチェックを行い，少しでも異常があれば運動の中止やプログラムの変更を検討する。また運動前に飲水を促すなどのリスク管理を徹底するように指導する。

（西川淳一）

実践 編

C. レジスタンストレーニング

Q なぜ運動療法を実施する時に，レジスタンストレーニングについて知らなければならないのですか？

A レジスタンストレーニングは基礎代謝の改善や再発危険因子の是正のみならず，心疾患患者の QOL を改善させるために重要である。

1. レジスタンストレーニングの定義

レジスタンストレーニングとは，局所あるいは広範囲の筋群に負荷を与えることで，筋力，筋パワー，筋持久力といった骨格筋機能を向上させるトレーニングである。

2. レジスタンストレーニング導入の意義

- レジスタンストレーニングで筋力や筋持久力が改善すると，身体活動を，より少ない生理・心理的負担で行うことができるようになる。
- 心機能が著しく低下しているような心疾患患者や，筋力水準の低い高齢および女性の心疾患患者でも，筋力や筋持久力が改善すれば，生理・心理的負担が解除され日常生活の活動範囲が拡大する。
- レジスタンストレーニングは心疾患患者の QOL を向上させる。

3. レジスタンストレーニングの主な効果（表）

- 筋力，持久力の改善
- 除脂肪体重の増加
- 基礎代謝の増加
- 耐糖能の改善
- インスリン感受性の改善
- 自己効力感の改善
- バランス機能の改善
- 慢性疾患の予防やコントロール
- ADL 能力・QOL の改善

表　レジスタンストレーニングの効果

1) 筋力や筋持久力改善の機序
   - 低～中等度強度（15～20 RM）のレジスタンストレーニングでは主に神経系の作用変化によって筋力が改善する（動員される運動単位の増加や α 運動神経発火頻度の増加など）。
   - 筋持久力の改善には筋内毛細血管の発達や筋線維のタイプ変化が関与する。
2) 除脂肪体重の増加が及ぼす好影響
   - 10 RM 程度の比較的高強度のレジスタンストレーニングでは，骨格筋量の増加と体脂肪量の減少に伴い除脂肪体重が増加する。除脂肪体重の増加はメタボリックシンドロームやインスリン抵抗性などの改善に寄与することが知られており，糖尿病・肥満といった再発危険因子や腰痛症などの慢性疾患の予防に有効である。

C. レジスタンストレーニング

4. レジスタンストレーニングの方法

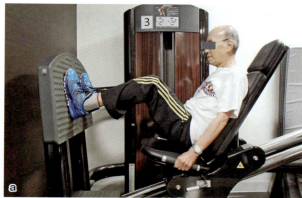
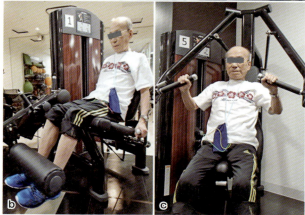

図1　レジスタンストレーニングマシーンの例
a. 複合関節運動：レッグプレス
b. 単関節運動：レッグエクステンション
c. 複合関節運動：チェストプレス

1) **開始時期**
   - 心筋梗塞や心臓外科手術後は4週間経過後
   - 狭心症に対するPCI施行後は2週間経過後

2) **種目の選択**
   - レジスタンストレーニングの導入には負荷設定が正確にでき安全性に優れているマシーンを利用するのが好ましいが（図1）、フリーウエイトや自重を利用した種目でも低負荷から開始することで安全に導入できる。
   - トレーニング開始部位の順番を選択する際には、下肢から上肢、また大筋群を使う複合関節運動から小筋群を使う単関節運動へと移行する。

3) **負荷強度と回数、頻度の設定**
   - 上肢の強度は15RM程度（Borgスケール11程度）
   - 下肢の強度は10〜15RM程度（Borgスケール11〜13程度）
   - 1セット8〜15回で2〜3セット行う。
   - 骨格筋組織の回復をはかるために最低1日は休息日を入れ、週3回行うのが理想である。

実践 編

5. 自重を利用したトレーニング

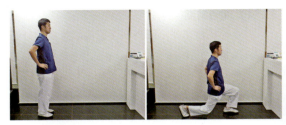

図2　フロントランジ

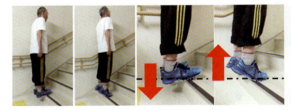

図3　カーフレイズ

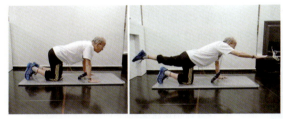

図4　バックエクステンション

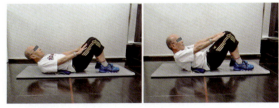

図5　トランクカール

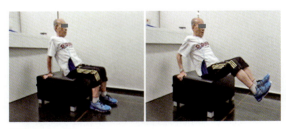

図6　レッグレイズ

1) スクワットあるいはランジ（下肢全体のトレーニング）
- 転倒の危険がある患者ではスクワットを選択する。
- そうでない場合はバランスや筋力など複合機能の改善を狙い，ランジを取り入れる（図2）。
- 指導の際には膝の負担を軽減するために，両種目とも膝がつま先より前に出ないように指導する。

2) カーフレイズ（下腿三頭筋のトレーニング）（図3）
- 日常動作で怪我をしやすい部位であるため，筋力だけでなく柔軟性を兼ね備えた筋組織となるように全可動域での運動を意識させる。
- 高齢者では何かにつかまって行うように指導する。

3) バックエクステンション（脊柱起立筋群・殿筋群のトレーニング）（図4）
- 腰椎への負担を考慮して運動最終域では極端に上体を反らさない。
- 特に高齢者では各関節の可動範囲が狭いことを考慮して指導する。

4) トランクカールあるいはレッグレイズ（腹筋群のトレーニング）（図5, 6）
- トランクカールでは両膝を立てて腰背部の負担を軽減させる。
- 高齢者や女性など低筋力でトランクカールが困難な場合，レッグレイズを選択するとよい。

> **留意点**
>
> レジスタンスの効果を上げるためには，最低でも週2回以上行う必要があるが，「自宅にマシーンがない」，「方法がわからない」といった理由から行われないことも多い。運動効果を確実なものにするためにも，道具がなくても実施可能なレジスタンストレーニングを指導することは重要である。

C. レジスタンストレーニング

6. レジスタンストレーニングを効果的に行うには

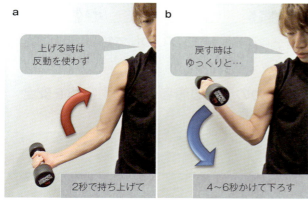

図7　求心性収縮と遠心性収縮
a. 求心性収縮　b. 遠心性収縮

筋力強化や筋肥大のメカニズムを考える。

1) **機械的ストレスを意識した指導**（図7）
- 筋組織は能力の限界に近い大きな負荷をかけることで微細な損傷を起こし，損傷した組織が修復される過程で発達する。
- 筋組織は求心性収縮よりも遠心性収縮でより強い力を発揮する特性をもつことから，反復運動を行う際には，同一負荷に対して余力のある遠心性収縮の際にしっかり時間をかけるように指導する。そうすることで目的の筋組織へより大きなストレスを与えることができ，筋の発達を促すことができる。

2) **代謝性ストレスを意識した指導**（図8）
- 関節運動を持続的に反復することで筋組織内が低酸素状態（アシドーシス）になると，メタボレセプターがそれを感知して脳視床下部より筋の発達に必要な各種成長ホルモンが分泌される。
- 一回の反復ごとに休憩をはさむと，筋組織内でアシドーシスが生じないため，筋を発達させるためには効果的でない。レジスタンストレーニングを指導する際には，筋組織に対するストレスが持続的に保たれるように一回の反復ごとに休憩を入れないように指導する。
- ただし，バルサルバ効果を予防するためには息を止めないように指導することを忘れてはならない。

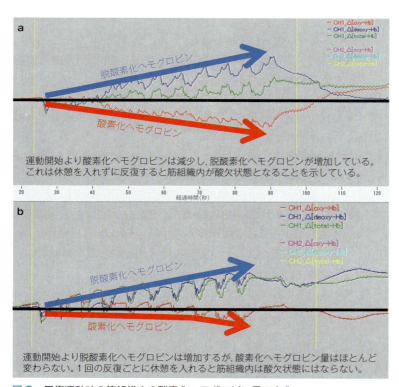

図8　反復運動時の筋組織内の酸素化ヘモグロビン量の変化
a. 1回の反復ごとに休憩しない場合
b. 1回の反復ごとに休憩を入れる場合

（西川淳一）

実践 編

D. インターバルトレーニング

Q なぜ運動療法を実施する時に，インターバルトレーニングについて知らなければならないのですか？

A インターバルトレーニングは，低体力の心疾患患者の運動耐容能を安全かつ効率的に改善させるために重要である。

1. インターバルトレーニングの適応患者

- インターバルトレーニングの適応となる患者は，主に長時間の持続的な運動療法が困難な低心機能患者や低体力患者である。
- 心停止や重症不整脈出現の既往があるようなハイリスク患者もインターバルトレーニングの適応となることがある。

2. インターバルトレーニングの効果（表）

- 運動耐容能の改善
- 心筋収縮力の増強
- 血管内皮機能の改善
- 体脂肪の減少
- 糖輸送担体の増加
- 骨格筋内のミトコンドリア生合成の促進

表　インターバルトレーニングの効果

1) インターバルトレーニングとは
   - 短時間の高強度運動と低強度運動（あるいは休憩）を交互に繰り返す運動療法である。
2) インターバルトレーニングの特徴
   - 毎回短時間の運動後に休憩が入ることから，心臓や身体への負担が少ない。
3) 効果と安全性
   - 持続的運動と比較して表に示すような効果が高いと報告されている。
   - 安全面においても運動負荷中の血圧応答，二重積，心拍応答，心拍出量，左室拡張末期径，左室駆出分画（left ventricular ejection fraction：LVEF）は持続的運動と差を認めないとも報告されている。
   - 低体力患者にとって安全で効率的なトレーニング方法であるといえる。

D. インターバルトレーニング

3. インターバルトレーニングの方法

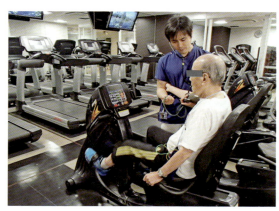

図1 エルゴメータを用いたインターバルトレーニング

1）種目の選択（図1）

- 選択する種目は，エルゴメータのように**安定性が高く，負荷量を正確に定量化できる機器で行う**。
- 対象となる患者の多くは，心機能や身体機能が低く，運動療法中の心血管トラブルを発症するリスクが高いと考えられるため，トレッドミルなどの転倒や転落の危険がある機器は避ける。

> **留意点**
> タイマーを患者から見える位置に設置するなどして，細かな時間の管理を患者自身が行えるように環境を整えておく。

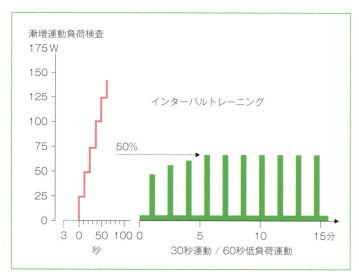

図2 インターバルトレーニングのプロトコル
(Meyer K, Samek L, Schwaibold M, et al：Interval training in patients with severe chronic heart failure：analysis and recommendations for exercise procedures. Med Sci Sports Exerc 29：306-312, 1997 より)

2）インターバルトレーニングのプロトコル（図2）

- **運動耐容能の50％の負荷量で30秒運動する**。ただし低心機能症例の場合には，運動開始時の心応答が不良であることを考慮して，始めの2～3セットは30～40％に設定する。
- インターバルの**60秒間は10W程度の低負荷で運動**する。対象者の運動機能や心機能が著しく低い場合には，ここで60秒間の休息をおく。
- 上記を繰り返して，**計15分間の運動を実施**する。

（西川淳一）

実践 編

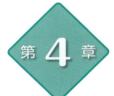

患者教育（心理を含む）

循環器疾患における患者教育は，各種ガイドラインにおいて[6)9)]入院期より再発予防を目的として開始されることが推奨されており（クラスⅠ），運動療法に患者教育を加えた包括的なリハビリテーションは運動療法単独実施群に比べて73％死亡率を軽減するとしている[6)]。

A. 冠危険因子

 なぜ運動療法を実施する時に，冠危険因子について知らなければならないのですか？

 冠危険因子は，運動療法の効果をみるための指標であり，またそれ自体が運動療法のリスク管理上重要である。

1. 冠危険因子とは[6)]

生活習慣	喫煙
	運動不足
	食習慣
慢性疾患	脂質異常症
	高血圧
	糖尿病
	慢性腎臓病
	肥満
	メタボリックシンドローム
その他	加齢・虚血性心疾患の家族歴
	うつ
	タイプA行動パターン
	タイプD行動パターン

表1　冠動脈疾患の危険因子
（日本循環器学会，他：循環器病の診断と治療に関するガイドライン（2010年度合同研究班報告）．心筋梗塞二次予防に関するガイドライン（2011年改訂版）を参考に作成）

- 冠危険因子は動脈硬化を進行させる。
- 虚血性心疾患の二次予防のためには冠危険因子の是正が有効である。
- 日本人における心筋梗塞をはじめとする冠動脈疾患を引き起こす危険因子を表1に示す。日本人の冠危険因子は欧米人と共通しているものが多いが，日本人では特に男性喫煙者・高血圧患者の割合が高い。
- 生活習慣や疾病だけでなく，うつ症状やパーソナリティーも再発のリスクを高めるとされ，特に最近ではネガティブ感情を抱きやすく，またその感情を表出できないタイプD行動パターンが注目されている。

2. 二次予防にむけた冠危険因子の目標値

血圧[10]		診察時：140/90 mmHg 未満 家庭：135/85 mmHg 未満 ＊糖尿病やCKD（尿蛋白陽性）患者は 　診察時：130/80 mmHg 未満 　家庭：125/75 mmHg 未満
脂質 異常症[9]	LDL-C	100 mg/dL 未満
	HDL-C	40 mg/dL 以上
	TG	150 mg/dL 未満
	nonHDL-C	130 mg/dL 未満
	L/H比	1.5 以下
糖尿病[8]	HbA$_1$c	7.0%（国際標準値，JDS※値では6.6%）未満
肥満[6]	BMI	18.5〜24.9 kg/m^2 の範囲に保つ
	腹囲	男性：85 cm 未満 女性：90 cm 未満
喫煙[6]		完全な禁煙，受動喫煙の回避
飲酒[6]		エタノール換算 30 mL/日

※JDS：日本糖尿病学会

表2　二次予防のための冠危険因子治療目標値
（日本循環器学会，他：循環器病の診断と治療に関するガイドライン．心筋梗塞二次予防に関するガイドライン（2011年改訂版）[6]，糖尿病治療ガイド 2012-2013 血糖コントロール目標改訂版（抜粋）[8]，動脈硬化性疾患予防ガイドライン2012年版[9]，高血圧治療ガイドライン2014[10] を参考に作成）

- 虚血性心疾患患者では多数の冠危険因子を重複して保有していることが多く，二次予防のためにはこれらの全てをコントロールする必要がある．表2に各因子の治療目標値を示す．
- 各数値の管理には自己記録式の手帳などを活用し，患者および医療者がその推移を確認できるようにすることが重要である．

3. 冠危険因子に対する運動療法の効果[7]

- 収縮期血圧の低下
- HDLコレステロールの増加
- 中性脂肪の減少
- 喫煙率の減少

表3　運動療法の効果
※ 全てエビデンスレベルA[7]

- 運動療法単独でも冠危険因子の軽減に効果があることは証明されているが（表3），各項目の目標達成の基盤は，あくまで生活習慣の改善にある．
- 運動療法をはじめとし，いわゆる一般療法（食餌療法・禁煙指導・飲酒管理・患者教育など）の全てを含む包括的な介入が必要となる．

> **留意点**
> 各冠危険因子の各々の数値によって運動療法が禁忌となる場合があるため注意が必要である[7]．
> 例）血圧 180/110 以上，空腹時血糖 250 mg/dL 以上，糖尿病網膜症（＋），BMI ≧ 30.0 など

4. 運動療法の実際

実践編第3章を参照のこと．

（岡村大介）

実践 編

B. 心不全管理

 Q なぜ運動療法を実施する時に，心不全の管理について知らなければならないのですか？

 A 運動療法を実施する際には心不全が管理されていることが前提であり，心不全の増悪を認めた際には，なるべく早期にその兆候に気付くことが重要である。

1. 入院中の患者教育

- 患者教育による心不全の増悪予防は，予後やQOLの改善に極めて重要である。
- 退院前の看護師による十分な患者教育は心不全患者の予後を改善するといわれている[12]。

a. 患者教育を進める前に把握しておくこと

1）心不全増悪因子
- 心不全増悪による再入院の原因は自己管理の不徹底によることが多い。
- 原因を把握し，患者個別の重点課題を定めておくことが重要である。

2）患者の理解力・精神状態
- 患者が認知症で理解力の乏しい場合や教育を受けられる精神状態にない場合は，家族や介護者に指導する必要がある。

3）生活や介護状況
- 教育の内容は患者の生活様式に合った，実現可能なものでなくてはならない。
- 高齢者においては訪問看護などをはじめとした，介護保険サービスの導入を検討する必要がある。

b. 多職種による患者教育

- 表1のように教育内容は多岐にわたるため，多職種協働による疾病管理プログラムが有効である[13]。
- 知り得た患者情報や教育した内容などを共有できるようにしておくことが重要である。

c. 運動指導

- 高齢心不全患者では入院前にADLに復帰できることを目標に，段階的に負荷をかけていく。
- 理学療法士はその際の循環応答や自覚症状を評価し，最適な運動方法や歩行様式，歩行距離などを指導する必要がある。

- 一般事項
  心不全の病態・身体的症状・精神状態の説明
- 症状のモニタリングと管理
  心不全増悪時の症状，体重の自己測定（毎日），症状増悪時の対処方法，精神症状の対処方法
- 食事指導
  ナトリウム・水分制限・アルコール制限，遵守するための方法
- 薬物指導
  薬の性質，量，副作用，併用薬剤，遵守するための方法
- 活動・運動
  仕事及び余暇，運動療法，性生活，遵守するための方法
- 危険因子の是正
  喫煙，肥満患者の体重コントロール，脂質異常症，糖尿病，高血圧の管理

表1 心不全患者および家族・介護者に対する教育内容
（日本循環器学会，他：循環器病の診断と治療に関するガイドライン（2010年度合同研究班報告），急性心不全治療ガイドライン（2011年改訂版）を参考に作成）

B. 心不全管理

2. 入院から外来への継続的な患者教育

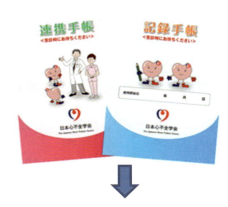

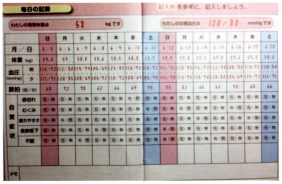

- 心不全の患者教育は入院から外来までに継続的に実施することが重要である。ツールとしては各施設でパンフレットや自己記録の手帳を使用していることが多い。
- 日本心不全学会が作成した「心不全手帳」があるので参考にしていただきたい（図）[15]。心不全の患者教育内容が網羅されている「連携手帳」と，患者自身が体重，血圧，脈拍などを記録する「記録手帳」に分かれており，患者の自己管理を促すとともに，患者教育をはじめ，医療者と患者のコミュニケーションツールにもなる。
- 記録手帳の記載部分には，理想体重や目標血圧，心不全症状のチェックができるようになっているのが特徴である。

図 記録手帳の記載部分
(日本心不全学会ホームページ
http://www.asas.or.jp/jhfs/topics/20130301.html より)

3. 心不全増悪を早期に発見するために

- 軽労作で動悸・息切れが生じる
- 身体がだるい・疲れやすい
- 体重が急に増えてきた（2 kg/日）
- 足がむくんできた（指で押すと痕が残る）
- 夜，横になると苦しい
- 咳や痰が増えてきた
- 血圧が高くなってきた

表2 心不全チェック項目

- 表2のような心不全徴候を認めた場合は必ず医療者に相談するように指導する。
- 体重に関しては，入院中の経過から理想体重と要注意体重を定め，「○○kgになったら受診する」といった具体的な数値を示し，患者が行動を起こしやすいようにする。

> **留意点**
> 外来で運動療法を実施する際，患者は症状があっても訴えないことも多く，医療者側から確認することも必要である。運動中のモニタリングはもちろんのこと，最も重要なリスク管理は運動前に患者の変化に気づくことである。

（岡村大介）

実践 編

C. 心理

 なぜ運動療法を実施する時に，心理について知らなければならないのですか？

 心理状態はそれ自体が循環器疾患再発の危険因子であるとともに，運動療法の妨げとなることがある。

1. 心血管疾患患者における心理的な問題

- QOLの大幅な低下
- 投薬治療へのアドヒアランス低下
- 心疾患のリスクファクター調整の妨げ
- 心臓リハビリテーションへの参加の妨げ
- 医療費の増幅

表1 うつ症状が心疾患患者に与える影響

- 心血管疾患では抑うつ，不安などの精神症状を引き起こすことで知られている。
- 急性心筋梗塞患者のうつ病の発生率は一般の約3倍であることが示されている[16]。
- この傾向は不安定狭心症，血管形成術後，バイパス術後，心臓弁手術後，慢性心不全でもみられることが報告されている。
- うつ症状が患者に与える影響は大きく（表1），運動動療法を実施する上で，患者の心理的要因の評価や，それに基づく心理的支援が必要である[17]。

2. 抑うつ・不安の評価

評価内容	（質問紙）検査名	項目数／内容
不安	STAI：State-Trait Anxiely Inventory	40／状態不安と特性不安の尺度
抑うつ	PHQ-9	10／うつ病のスクリーニングに用いられる尺度（抑うつ状態の尺度）※「研究使用申請」の提出が求められる場合がある
抑うつ	BDI-Ⅱ：Beck Depression Inventory-Second Edition	21／過去2週間の抑うつ症状の評価（気分・認知に重点）
抑うつ	SDS：Self-rating Depression Scale	20／自己評価式抑うつ性尺度（うつ病の重症度と治療効果の評価）
抑うつ	CES-D：Center for Epidemiologic Studies Depression Scale	20／うつ病（抑うつ状態）自己評価尺度
抑うつ	HDRS：Hamilton's Rating Scale for Depression (HAM-D)	17（他言語21,24あり）／専門家による面接法での評価（ハミルトンうつ病評価尺度）
抑うつ・不安	HADS：Hospital Anxiety and Depression Scale	14／身体疾患を有する患者の抑うつや不安症状の評価

※ 臨床ではPHQ-9が用いられることが多い

表2 代表的な抑うつ・不安の評価尺度
（日本循環器学会，他：循環器病の診断と治療に関するガイドライン（2011年度合同研究班報告）．心血管疾患におけるリハビリテーションに関するガイドライン（2012年改訂版）を参考に作成）

- 表2はわが国においても信頼性・妥当性が確認され，心臓リハビリテーションの場面で利用が可能な代表的な尺度である。
- 評価では，疾患が与えるもの以外に，日常生活での出来事やストレスの影響も受けやすく，抑うつや不安の程度は発症直後が最も高いとは限らないため，継続的に症状の変化を確認する必要がある。

C. 心理

3. うつ症状への対処

- うつ症状への対応の基本は，薬物療法と心理療法である。
- 心療内科医や臨床心理士などのいる病院では，これらの専門職へのコンサルトが解決の近道である。
- 心臓リハビリテーションにおける運動療法及び有酸素運動などは，うつ状態の改善や心理社会的ストレスの改善に有用とされている[18]。
- 運動療法，特に集団運動療法では薬物効果と同等の軽快率が認められるとの報告もある[19]。

4. 心臓リハビリテーション実施上の工夫

- 運動療法を提供するだけでなく，認知行動療法の考えを取り入れることで運動不足や抑うつに対し，より効果的に介入ができる。

- 心理・精神症状の問題
- 対人関係の問題
- 職業上・学業上の問題
- 健康の問題
- 経済的な問題
- 余暇・娯楽の問題

表3 問題領域リストの例

1) 患者を理解する
- 二次予防に向けた患者教育を通り一辺倒に行うのではなく，表3のように患者がどのような領域に不安や問題を抱えているのか，コミュニケーションの中で把握していくことが重要である。

2) 行動活性化のツール（図）
- 活動記録表を使用し，活動内容や時間，その時の気分など，患者自身と医療者が現状を観察・共有し，段階的に活動量をアップしていく。

図 活動記録表の例
（慶應義塾大学認知行動療法研究会編：うつ病の認知療法・認知行動療法治療者用マニュアル（患者さんのための資料），2009 http://www.mhlw.go.jp/bunya/shougaihoken/kokoro/dl/04.pdf より）

> **留意点**
> 身体活動に関しては，ありのままを手帳に記録してもらい，患者の活動様式を把握することから始める。最初から「一日〇〇歩」といった目標を定めると，達成しなかった時の不安が増大する。

（岡村大介）

D. アドヒアランス向上の工夫

> **Q** なぜ運動療法を実施する時に，アドヒアランス向上の工夫について知らなければならないのですか？
>
> **A** 運動療法への参加とその効果の維持のためには，アドヒアランスの向上が重要である。

1. コンプライアンスとアドヒアランス[21]

a. コンプライアンスとは

従来医療現場で使用されてきたコンプライアンスは「医療者の指示に患者がどの程度従うか」を意味しており，治療に対し患者は受け身であり，「コンプライアンスが低い」とは，「患者側に問題がある」ことを意味した。

b. アドヒアランスとは

アドヒアランスは「患者が積極的に治療方針の決定に参加し，その決定に従って治療を受けること」を意味する。
- アドヒアランスを規定するのは治療内容，患者側因子，医療者側因子，患者・医療者の相互作用にあり，「アドヒアランスの向上」のためには「医療者と患者との協力関係の下，患者が参加し，実行可能なリハビリテーションを計画，実行すること」が重要となる。

2. アドヒアランス低下の要因と解決

心臓リハビリテーション参加へのアドヒアランス低下を招く要因を表に示す。これらを解決するためには，以下に挙げた事柄などに留意する。
- 医療者間での見解の統一，情報共有
- 患者との目標共有，情報共有
- 患者のライフスタイルの把握・尊重
- 家族や社会的サポートの活用・協力
- 定期的な身体的・心理的状態の評価
- データの可視化による肯定的フィードバック
- 状態に応じたプログラムの修正
- 患者の協力に対する報酬
- セルフモニタリング法の指導強化・習慣づけ
- 将来像の提示

D. アドヒアランス向上の工夫

受療環境
●医療者と患者との信頼関係やコミュニケーション不足
●医療機関までのアクセス不良
患者の状態
●無症状の慢性疾患
●うつなどの精神神経疾患の合併
●視覚障害や整形外科的疾患などの身体障害
●認知症
治療内容
●目標と内容の不一致
●処方や指示の複雑さ
●副作用

社会経済学的問題
●貧困
●医療費
●社会的サポートの欠如
患者のモチベーション
●服薬の必要性の理解度
●疾患や病態の理解度
●フィードバックの欠如
●不適当な評価

表　アドヒアランス低下を招く要因
(勝木達夫：患者アドヒアランスをいかに高め, 維持するか. 心臓 44：286-290, 2012 より)

3. アドヒアランス向上の工夫（具体例）

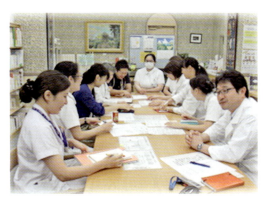

図1　カンファレンスの様子

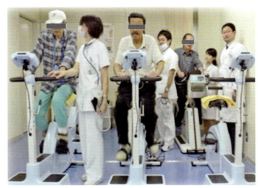

図2　集団での運動療法の様子

a. 医療者間での心臓リハビリテーション勉強会・カンファレンスの実施

- 医療者全員が, リハビリテーションの必要性を患者に説明できるようになることが重要である。
- 医師の患者に対する一言は影響が大きく, 医師への啓蒙は重要である。
- カンファレンス(図1)では患者情報を共有し, 患者の問題点と現状, それに対する対応が統一されるようにする。

b. 自己記録用紙の活用

- 自ら記入することが自己管理の第一歩である。
- リハビリテーション参加の際に, 患者が自宅で記載した内容を確認するのは当然のこと, 「記載した」という患者の行動に対する賞賛と次回までの目標設定を行う(現状維持でも良い)。
- 医療者からのコメントも書き添えると, さらに効果的である。

内容については「A. 冠危険因子」「B. 心不全管理」「C. 心理」を参照のこと。

c. 集団での運動療法・心臓リハビリテーション室の活用（図2）

- 心臓リハビリテーションは唯一集団での運動療法を許されており, 集団で行える所に大きなメリットがある。

実践 編

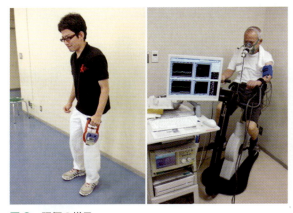

図3 評価の様子

- 同一疾患・手術の患者とコミュニケーションをとることで体調・心理状態の共有や回復への希望，将来像が具体的になる。
- 入院中から参加することで外来継続へのモチベーションになる。
- 見学する家族との情報交換や教育ができる。

> **留意点**
>
> 医療者は患者同士のコミュニケーションが生まれるように話題を提供する。また，集団の中でも個々の重要なトピックスについては一対一で確認すると，自分を診てくれているという感情に繋がる。

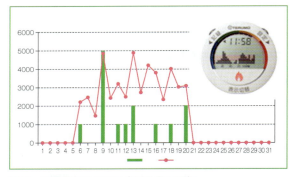

図4 活動量計による日常活動量の評価

d. データの可視化

- 定期的な評価として，心肺運動負荷試験（cardiopulmonary exercise testing：CPX）や筋力，バランス能力の評価を実施する（図3）。
- 日常活動の評価として，万歩計や活動量計などを活用する（図4）。
- 得られた情報を必ずフィードバックする。改善していなければ生活のどこを見直せばよいかを指導する。
- 高齢者の場合は身体機能の維持もリハビリテーションの大きな効果であるため，身体機能が低下しないことをポジティブに捉える必要もある。

（岡村大介）

●文献

1) Adler J, Malone D：Early mobilization in the intensive care unit：a systematic review. Cardiopulm Phys Ther J 23：5-13, 2012
2) Medical Research Council：Aids to the examination of the peripheral nervous system, Memorandum no. 45, Her Majesty's Stationery Office, London, 1981
3) Zanni JM, Korupolu R, Fan E, et al：Rehabilitation therapy and outcomes in acute respiratory failure：an observational pilot project. J Crit Care 25：254-262, 2010
4) Herridge MS, Tansey CM, Matté A, et al：Functional disability 5 years after acute respiratory distress syndrome. N Engl J Med 364：1293-1304, 2011
5) Schweickert WD, Kress JP：Implementing early mobilization interventions in mechanically ventilated patients in the ICU. Chest 140：1612-1617, 2011
6) 日本循環器学会，他：循環器病の診断と治療に関するガイドライン（2010年度合同研究班報告）．心筋梗塞二次予防に関するガイドライン（2011年改訂版）
   http://www.j-circ.or.jp/guideline/pdf/JCS2011_ogawah_h.pdf
7) 日本循環器学会，他：循環器病の診断と治療に関するガイドライン（2011年度合同研究班報告）．心血管疾患におけるリハビリテーションに関するガイドライン（2012年改訂版）
   http://square.umin.ac.jp/jacr/link/doc/JCS2012_nohara_h.pdf
8) 日本糖尿病学会：糖尿病治療ガイド2012-2013 血糖コントロール目標改訂版（抜粋）
9) 日本動脈硬化学会（編）：動脈硬化性疾患予防ガイドライン2012年版．日本動脈硬化学会，2012
10) 日本高血圧学会高血圧治療ガイドライン作成委員会（編）：高血圧治療ガイドライン2014．日本高血圧学会，2014
11) 日本循環器学会，他：循環器病の診断と治療に関するガイドライン（2010年度合同研究班報告）．急性心不全治療ガイドライン（2011年改訂版）
    http://www.j-circ.or.jp/guideline/pdf/JCS2011_izumi_h.pdf
12) Koelling TM, Johnson ML, Cody RJ, et al：Discharge education improves clinical outcomes in patients with chronic heart failure. Circulation 111：179-185, 2005
13) McAlister FA, Stewart S, Ferrua S, et al：Multidisciplinary strategies for the management of heart failure patients at high risk for admission：a systematic review of randomized trials. J Am Coll Cardiol 44：810-819, 2004
14) 日本循環器学会，他：循環器病の診断と治療に関するガイドライン（2009年度合同研究班報告）．慢性心不全治療ガイドライン（2010年改訂版）
    http://www.j-circ.or.jp/guideline/pdf/JCS2010_matsuzaki_h.pdf
15) 日本心不全学会ホームページ　トピック　心不全手帳
    http://www.asas.or.jp/jhfs/topics/20130301.html
16) Rozanski A, Blumenthal JA, Kaplan J：Impact of psychological factors on the pathogenesis of cardiovascular disease and implications for therapy. Circulation 99：2192-2217，1999
17) Frasure-Smith N1, Lespérance F：Depression and other psychological risks following myocardial infarction. Arch Gen Psychiatry 60：627-636, 2003
18) Blumenthal JA, Babyak MA, Doraiswamy PM, et al：Exercise and pharmacotherapy in the treatment of major depressive disorder. Psychosom Med 69：587-596, 2007
19) 慶應義塾大学認知行動療法研究会（編）：うつ病の認知療法・認知行動療法（患者さんのための資料），2009
    http://www.mhlw.go.jp/bunya/shougaihoken/kokoro/dl/O4.pdf
20) 日本薬学会ホームページ　薬学用語解説　『アドヒアランス』
    http://www.pharm.or.jp/dictionary/wiki.cgi?
21) 勝木達夫：患者アドヒアランスをいかに高め，維持するか．心臓 44：286-290, 2012

検査・評価 編

第5章　検査の解釈

第6章　身体所見やバイタルサインのみかた

検査・評価 編

第5章 検査の解釈

A. 心電図：不整脈（期外収縮）

Q なぜ運動療法を実施する時に，期外収縮の心電図について知らなければならないのですか？

A 期外収縮の心電図の知識は，運動療法実施の可否，運動療法中止の判断，運動負荷強度の調節をするために重要である。

1. 心電図波形の名称と正常範囲（図1）

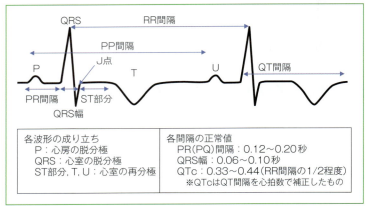

正常洞調律は次の条件を満たす。
- 洞結節が心臓の調律を支配し，心拍数は60～100拍/分
- PはⅠ，Ⅱ，aVFで上向き，aVRで下向き
- PとQRSは一定のPR間隔（0.12～0.20秒）を保って，1対1の関係を維持
- PP間隔がほぼ一定

図1 心電図波形の名称と正常値

2. 心拍数の計算方法

- モニター心電図に表示される心拍数は，基線が揺れている時（図2）やR波が低い時，T波とR波の高さが似通っている時は，誤って表示されることがある。

- 特に運動中は，体動や汗による電極の接触不良，心電図の送信機の揺れなどによって，基線が不安定になりやすいため，モニタ心電図の波形を記録して心拍数を計算できるようにしておく。

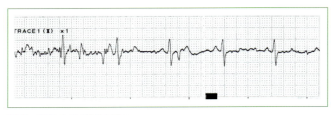

図2 運動中の基線の揺れ

A．心電図：不整脈（期外収縮）

a. 心拍数の計算方法（図3）

- 300÷5 mmマスの数で計算する。
- 「300, 150, 100, 75, 60, 50」という数字は暗記しておき，波形をみたら瞬時に大まかな心拍数を推定できるようにしておく。

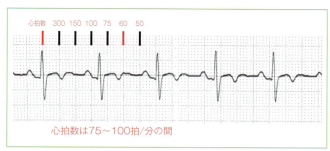

図3　心拍数の計算方法

b. 細かい心拍数の計算方法

- 1500÷1 mmマスの数で計算する。
- 心房細動など，RR間隔が一定しない不整脈がある場合では，6秒間（15 cm）にR波がいくつあるかを数え，それを10倍して心拍数を計算する（図4）。
- モニタ心電図の記録紙には，1秒ごとにマーカーが印字されていることが多い。

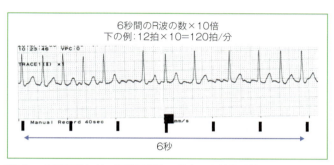

図4　心房細動などの不整脈がある場合の心拍数計算

3. 心室期外収縮（premature ventricular contraction：PVC）

基本調律である洞調律より早期に出現する1拍から数拍の不整脈で，その起源が心室にあるものをPVCという（図5〜7，表1, 2）。

- PVCの重症度分類にはLown（ラウン）分類がある（表1）。
- 器質的な心疾患をもたない例では，PVC数，連発数ともに生命予後には影響しない。
- 急性心筋梗塞の発症2日以内は致死性不整脈の発生リスクが高く，Lown分類Grade 2以上のPVCには内科的治療が考慮される。
- 陳旧性心筋梗塞例で，多形性あるいは連発性PVCを有する例では，突然死のリスクが上昇する。
- 運動時や運動後にPVCが増加する場合や，重症度の高いPVCが出現する場合は，死亡リスクの上昇と関連がある。
- PVCの治療は，抗不整脈薬による催不整脈作用などがあるため，必ずしも薬物療法が適応になるとは限らない。

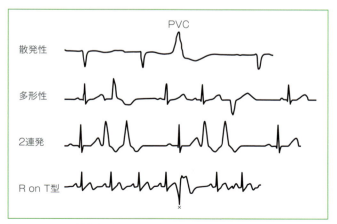

図5　PVCの特徴的波形
① RR間隔が突然短縮。
② 期外収縮のQRS幅や形は幅広く変形。
③ 期外収縮にP波や変形したT波が伴わない。

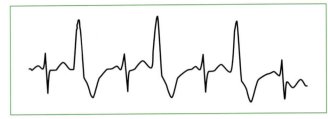

図6　2段脈
正常波形とPVCが交互に出現

重症度	性質・特徴
Grade 0	期外収縮なし
Grade 1	散発性（1時間に30個未満）
Grade 2	散発性（1時間に30個以上）
Grade 3	多形性
Grade 4a	2連発
Grade 4b	3連発以上
Grade 5	R on T型

表1　Lown分類

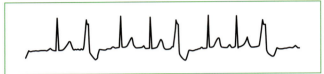

図7　3段脈
PVCが3拍に1回出現

- 心室頻拍（3連発以上）
- R on T型のPVC（前の拍のT波に重なって出現するPVC）
- 頻発する単一源性PVC（30％以上）
- 頻発する多源性PVC（30％以上）
- 2連発（1分間に2回以上）

表2　心室期外収縮と運動中止基準
（アメリカスポーツ医学会，運動処方の指針より）

4. 心房期外収縮（atrial premature contraction：APC）

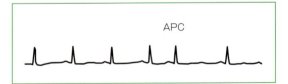

図8　APCの特徴的波形
①RR間隔が突然短縮。
②期外収縮のQRS幅や形はほかのQRSと同じ。
③期外収縮にP波や変形したT波を伴う。

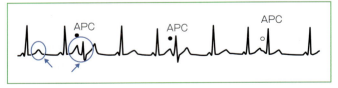

図9　変行伝導を伴うAPCの特徴的波形
T波の形が異なる。2番目のT波はAPCが重なって変形し，QRSは変行伝導のために幅が広く，変形している。
①RR間隔が突然短縮。
②期外収縮のQRS幅はほかのQRSより広い。
③期外収縮にP波や変形したT波を伴う。

基本調律である洞調律より早期に出現する1拍から数拍の不整脈で，その起源が洞結節以外の心房にあるものをAPCという（図8，9）。

- APCを契機に心房細動に移行する場合は，治療対象となることがある。
- APCは，前のT波の中に隠れていることもあり，T波の変形で見つけられることも多い。
- APCが早期に出現すると，心室がまだ興奮を受け入れられる状況になっていないため，それに続くQRS幅が広くなったり（変行伝導を伴うAPC；図9），脱落する場合がある（blocked APC）。
- 変行伝導を伴うAPCはPVCとの鑑別が必要である。

A. 心電図：不整脈（期外収縮）

5. 発作性上室頻拍 (paroxysmal supraventricular tachycardia：PSVT)

頻拍発作の維持に心房が不可欠なものの総称である（図10）。
- PSVTには房室結節リエントリー頻拍 (atrioventricular nodal reentrant tachycardia：AVNRT)，房室回帰頻拍 (atrioventricular reciprocating tachycaridia：AVRT)，心房頻拍 (atrial tachycardia：AT) が含まれる。
- 発作時には血圧，症状や意識の確認とともに，12誘導心電図を記録する。

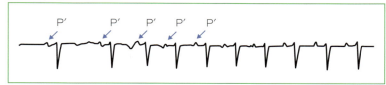

図10　PSVTの特徴的波形
① RR間隔が突然短縮。
② 期外収縮のQRS幅や形はほかのQRSと同じ。
③ 期外収縮にP波や変形したT波を伴う。

6. QRS幅に基づいて分類した頻脈性不整脈（表3）

QRS幅の狭い頻拍	QRS幅の広い頻拍
洞性頻脈	心室頻拍
発作性上室頻拍	脚ブロックや変行伝導を伴う上室性頻拍
心房粗動	WPW症候群における心房細動
心房細動	心室ペーシング

表3　QRS幅による頻脈性不整脈の分類

- 突然の頻脈をみたら，まず意識や脈の有無を確認する。
- QRS幅を確認し，0.12秒（3コマ）以上であれば，心室頻拍を否定できない限り，心室頻拍としてまず対処をする。
- 脈なしであれば一次救命処置 (basic life support：BLS)，脈ありで意識や血圧が保たれていれば，患者を臥位にして医師に連絡し，急変に対処できる準備を整えるとともに，12誘導心電図を記録する（表3）。

（神谷健太郎）

B. 心電図：不整脈（心房細動など）

> なぜ運動療法を実施する時に，心房細動などの心電図について知らなければならないのですか？
>
> 心房細動などの心電図の知識は，運動療法実施の可否，運動療法中止の判断，運動負荷強度の調節を行うために重要である。

1. 心房細動（atrial fibrillation：AF），心房粗動（atrial flutter：AFL）

Type	詳細
発作性心房細動	発症後7日以内に洞調律に復したもの
持続性心房細動	発症後7日を超えて心房細動が持続しているもの
長期持続性心房細動	持続性心房細動のうち，発症後1年以上，心房細動が持続しているもの
永続性心房細動	電気的あるいは薬理学的に除細動不能のもの

表1　心房細動の臨床的分類
（日本循環器学会，他：循環器病の診断と治療に関するガイドライン（2012年度合同研究班報告）．心房細動治療（薬物）ガイドライン（2013年改訂版）を参考に作成）

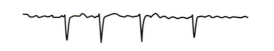

図1　心房細動の特徴
①f波（不規則な基線の動揺）がある＊．
②P波がない．
③RR間隔が絶対的に不整．
＊f波はV1誘導で最もよく確認できる．f波は確認できないこともある．

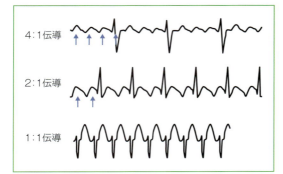

図2　心房粗動の特徴
①鋸歯状波（F波）（通常240～330回/分）がある．
②等電位線の欠如（基線が平らにならない）．

a. 心房細動（表1，図1）

心房筋が不規則かつ高頻度（300回/分以上）に収縮している状態である．

- 心房の能動的な収縮（atrial kick）が失われ左室の拡張期に十分な血液が充満されないために，洞調律時と比較して心拍出量が20～30%低下する．
- 開心術後では30～50%の患者で発作性の心房細動が認められ，術後3～5日に最も多く出現する．
- いったん心房細動が発症した後は，その持続時間が長くなるほど，心房細動が再発かつ持続しやすい状態に心房筋が変化していく（電気的・構造的リモデリング）．
- 心機能が低下した心不全患者や肥大型心筋症患者では，心房細動の発生が心不全増悪の引き金となることがある．
- 長期持続性，または永続性の心房細動患者に対する運動療法は，運動耐容能やQOLの向上に有効である．

b. 心房粗動（図2）

電気的興奮が右心房内を大きく旋回し（マクロリエントリー），心房が高頻度に興奮している状態である．

- 心房が高頻度（通常240～330回/分）で興奮するため，しばしば頻脈となり，2:1の房室伝導では150拍/分前後に心拍数が増加する．

- 1：1の房室伝導をきたすと心拍数が300拍/分程度となり，血行動態の悪化をきたし，意識や血圧が低下することがある。

2. 洞不全症候群（sick sinus syndrome：SSS）（表2，図3）

I型	洞性徐脈	洞調律で心拍数が50拍以下
II型	洞停止 洞房ブロック	PP間隔が突然延長
III型	徐脈頻脈症候群	頻脈と徐脈を繰り返す

表2　洞不全症候群のRubenstein分類

洞結節の刺激生成の異常および洞房伝導障害に起因する徐脈に基づく臨床症状を慢性的に有するものの総称である。
- SSSの分類にはRubenstein（ルーベンシュタイン）分類がある（表2）。
- 運動中にRR間隔が突然延長した場合は，失神による転倒に注意し，意識や血圧の確認をする。
- 医師に報告する際には，「何をしているときに」，「RR間隔が何秒程度延長して」，「どのような症状があったか」を伝え，心電図の波形を提示する。
- 失神，痙攣，眼前暗黒感，めまい，息切れ，易疲労感，あるいは心不全などがあり，それがSSSによるものであることが確認された場合，ペースメーカ植え込みの適応となる。

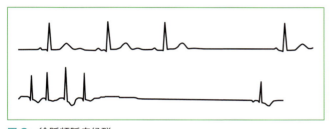

図3　徐脈頻脈症候群
頻脈と徐脈を繰り返す。

3. 房室ブロック（atrioventricular block：AV block）（図4～11）

a. 房室ブロックとは

房室結節からヒス-プルキンエ系のいずれかの部位における伝導遅延または途絶により，心房と心室間の伝導障害をきたした状態をいう。
- 房室ブロックは重症度に基づいて以下のように分類される。

　　第1度房室ブロック
　　第2度房室ブロック
　　　・Wenckebach型ブロック
　　　　（Mobitz I型）
　　　・Mobitz II型ブロック
　　　・2：1房室ブロック
　　　・高度房室ブロック
　　第3度（完全）房室ブロック

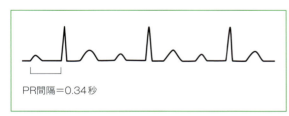

図4　第1度房室ブロック
PR間隔が0.2秒（5コマ）以上

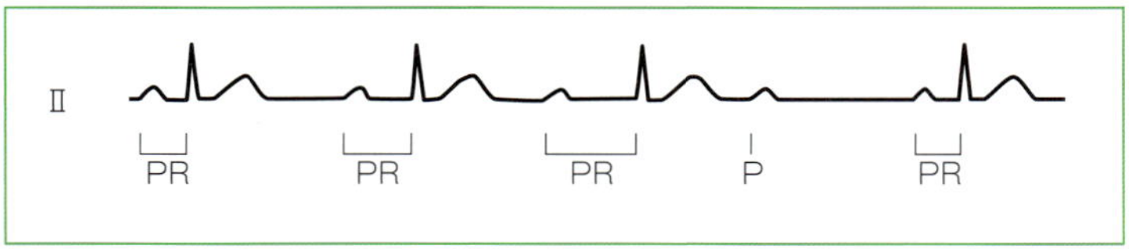

図5　Wenckebach型（Mobitz I型）ブロック
①PR間隔が1拍ごとに徐々に延長しQRSが脱落。
②脱落した後のPR間隔は元に戻る。

- 房室ブロックは，加齢などによる線維化，虚血，薬剤（β遮断薬，Ca拮抗薬など）などが原因となる。下壁梗塞急性期には一過性に観察されることがある。
- 徐脈による明らかな臨床症状を有する第2度，高度または第3度房室ブロックは，ペースメーカ植え込みの適応となる。

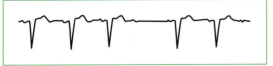

図6　Mobitz II型ブロック
PR間隔が一定のまま突然QRSが脱落する。

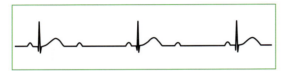

図7　2対1ブロック
1拍ごとにQRSが脱落する。

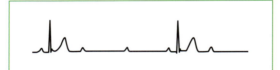

図8　高度房室ブロック
QRSが2拍以上連続して脱落する。

b. 第2度房室ブロックと鑑別が必要な不整脈（図5〜7）

- Blocked APC：延長したRRの間に，通常のPP間隔より早期に出現したP波や変形したT波がある。
- 洞停止・洞房ブロック：延長したRRの間にP波がない。
- 洞性徐脈：2対1の房室ブロックやblocked APCの2段脈は，洞性徐脈と間違えられやすい。突然徐脈になり，一見，洞性徐脈にみえる場合は，12誘導心電図を記録することが望ましい。

c. 高度房室ブロック（図8）

- Mobitz II型から進展することが多く，長い心停止を起こすことがある。

d. 第3度（完全）房室ブロック（図9）

- 伝導障害が進行するとQRS幅が広くなり，心室細動や高度の徐脈になって，Adams-Stokes（アダムス・ストークス）症候群※を起こすことがある。
  ※不整脈により心拍出量の急激な低下をきたし，それにともなう脳血流減少によりめまい，意識消失（失神），痙攣などの一過性の脳虚血症状が引き起こされた状態をAdams-Stokes症候群とよぶ。
- QRS幅が狭く，心拍数が保たれている場合は，Adams-Stokes症候群をきたすことは少ない。

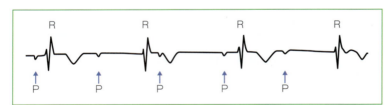

図9　第3度房室ブロック（完全房室ブロック）
PP間隔，RR間隔はそれぞれ一定
PR間隔はさまざまで，関連性がない。

4. 心室頻拍（ventricular tachycardia：VT），心室細動（ventricular fibrillation：VF）

a. 心室頻拍（図10，11）

心拍数100拍/分以上のPVCが3連発以上のものをいい，30秒以上持続するものを持続性（sustained VT），30秒未満のものを非持続性（non-sustained VT）という。

- VTは，心拍数，持続性，心機能により血行動態が規定され，持続性で心拍数が速いほど，また，VTの波形が変化するものほど重症である。

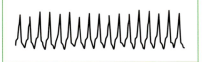

図10　持続性心室頻拍

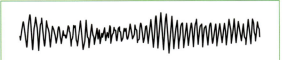

図11　Torsade de pointes（トルサード・ド・ポアンツ）

b. 心室細動（図12）

心室筋に生じた不規則な電気旋回により，心室が小刻みに興奮する状態をいう。

- 心臓のポンプ機能は失われ，直ちに意識消失する。
- 自然停止しないため，放置すると死に至る。

（神谷健太郎）

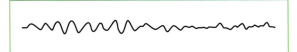

図12　心室細動

C. 心電図：虚血・梗塞

Q なぜ運動療法を実施する時に，虚血・梗塞の心電図について知らなければならないのですか？

A 虚血・梗塞の心電図の知識は，運動療法実施の可否とそのリスク，運動療法中止の判断，運動負荷強度の調節をするために重要である。

1. 急性冠症候群（acute coronary syndrome：ACS）の心電図（表1, 2, 図1）

- 緊急の処置が必要な冠動脈疾患は急性冠症候群とよばれ，急性心筋梗塞と不安定狭心症が含まれる。
- 急性心筋梗塞は，心筋逸脱酵素の上昇に加え，急性期にSTが上昇するSTEMIと，STが上昇しないNSTEMIに分けられる。
- NSTEMIや不安定狭心症では，心電図のST下降やT波の異常を伴うか，あるいは心電図異常が認められないこともある。

- ST上昇型心筋梗塞(STEMI)
- 非ST上昇型心筋梗塞(NSTEMI)
- 不安定狭心症(unstable angina：UA)

表1 急性冠症候群の分類
いずれも，緊急の治療が必要な状態

- ST上昇やT波異常がニトログリセリンの服用によってすみやかに消失する場合は，冠攣縮性狭心症が疑われる。
- 持続する胸痛，冷汗を伴う血圧低下，突然の息切れなどを認める場合は，ACSの可能性があり，意識，血圧の評価とともに，直ちに医師に連絡し，12誘導心電図の計測を迅速に行う。

	I	II	III	aVR	aVL	aVF	V₁	V₂	V₃	V₄	V₅	V₆
前壁中隔							○	○	○	○		
前壁									○	○		
側壁	○				○						○	○
高位側壁	○				○							
前側壁	○								○	○	○	○
広範囲前壁	○				○		○	○	○	○	○	○
下壁		○	○			○						
後壁							△	△				
右室		○	○			○	加えてV₃R〜V₆RでのST上昇，Q波を認める

表2 ST上昇型心筋梗塞またはQ波梗塞における梗塞部位，責任血管と12誘導心電図の変化
○：異常Q波，ST上昇，△：R波の増高（鏡像変化）

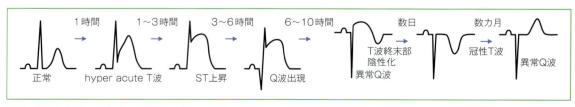

図1 ST上昇型心筋梗塞の典型的な心電図変化

C. 心電図：虚血・梗塞

2. 心筋虚血の心電図

a. 運動負荷に伴うST下降（図2）

- ST下降の陽性基準のスタンダードは，水平型または下向傾斜型で，J点から60〜80ミリ秒（1.5〜2コマ）後の部分で1mm（0.1mV）以上低下したST下降をいい，運動の中止基準となる．
- 運動負荷試験中のST下降の度合い，誘導の数，運動後の回復までの時間，ST下降が出現する運動負荷強度は，冠動脈疾患の重症度と関連がある．
- 低強度の運動や，低2重積でも出現するST下降は，多枝の冠動脈病変を示唆する．
- 上向傾斜型であっても，J点より80ミリ秒の点で2mm以上の下降を示す場合，狭心症患者や高リスクの患者では，冠動脈の狭窄や将来の心血管イベント発生を反映する可能性がある．

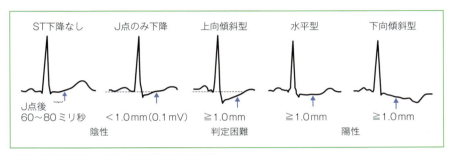

図2 運動負荷におけるST下降の判定基準

b. 運動負荷に伴うST上昇（表3）

- Q波がある誘導の場合：1mm以上の上昇は，梗塞周囲の虚血や対側のST下降の鏡像変化，奇異性運動または無収縮などの左室壁運動異常を反映している可能性がある．
- Q波がない誘導の場合：ST上昇は高度の冠動脈狭窄を反映している可能性が高く，早急な冠動脈造影検査が必要となる．aVRのST上昇は，左主幹部・3枝病変の可能性がある．

ST下降	左脚ブロック，ペーシング	ST変化の解釈は困難で，心筋梗塞の変化も判別できないことがある
	右脚ブロック	V_{1-3}以外のST変化は評価可能
	WPW症候群	すべての誘導で，ST変化の解釈は困難
	中年女性	偽陽性率が高い
	ジギタリス内服中	ST変化の解釈は困難
	左室肥大	虚血検出の感度は変わらないが，偽陽性が増える
ST上昇	陳旧性心筋梗塞	心筋梗塞後のQ波のある誘導では，梗塞周囲の虚血や奇異性運動，または無収縮などの左室壁運動異常を反映している可能性がある
	心膜炎	冠動脈支配領域と一致しない広範な誘導で，安静時からST上昇が認められる心臓外科術後や心筋梗塞後の心膜炎（ドレスラー症候群）などでみられる

表3 運動負荷に伴う虚血性ST変化の解釈に注意が必要な場合

c. その他

- 運動に伴い，陰性U波，2度以上の房室ブロック，左脚ブロックが出現する場合は，心筋虚血を示唆するとの報告もある．

（神谷健太郎）

D. 採血結果

Q なぜ運動療法を実施する時に，採血結果について知らなければならないのですか？

A 採血結果の知識は，病気の経過やリスクの把握，運動療法の効果判定の指標として役立つ。

1. 検査値を読むときの注意点

- 各検査値の基準値は，測定方法の違いなどにより，施設ごとに異なる。
- 各検査値を読むときは，経時的変化を捉えることが重要である。
- 各検査の特性は，感度や特異度で知ることができる。感度の高い検査は，検出したい疾患や病態を見逃すことが少なく，特異度の高い検査は，疾患がない人を患者として誤診することが少ない。
    ⇒ 感度(sensitivity)の高い検査：陰性であったときに疾患を否定できる。
    ⇒ 特異度(specificity)の高い検査：陽性であったときに疾患を特定できる。

2. 各病態ごとの検査値の特徴

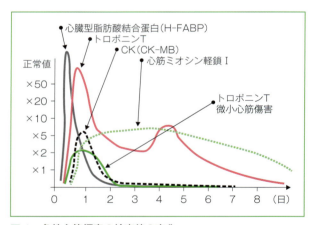

図1 急性心筋梗塞の検査値の変化

a. 急性心筋梗塞（図1）

- 急性心筋梗塞の臨床診断では，症状または心電図変化に加え，心筋壊死を示す生化学マーカー（心筋トロポニンが好ましい）の一過性上昇を認めることが必須条件である。
- 血中CKやCK-MBの総遊出量が梗塞サイズの推定に役立つ。早期に冠動脈の再灌流が得られると，ピークアウトまでの時間が短くなり，ピーク値も高くなることがある。
- 心筋トロポニンTは，発症12〜18時間後の第1ピークと，3〜5日後の第2ピークの2峰性の遊出動態を示す。

D. 採血結果

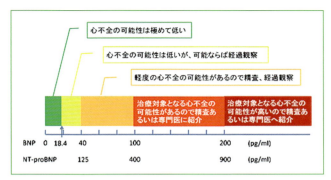

図2 BNP，NT-proBNP値の心不全診断へのカットオフ値
（日本心不全学会ホームページ
http://www.asas.or.jp/jhfs/topics/bnp201300403.html より）

b. 心不全（図2）

- B型ナトリウム利尿ペプチド（B-type natriuretic peptide）やN末端プロBNP（N-terminal pro BNP）は，主として心室で壁応力（伸展ストレス）に応じて速やかに分泌され，重症度に応じて血中濃度が増加する。
- BNP，NT-proBNPともに加齢，腎機能低下に伴い血中濃度が上昇し，特にNT-proBNPは腎機能低下により上昇しやすい。
- 慢性心不全患者では，貧血，腎機能低下，低栄養，低Na血症の合併は予後悪化因子となる。

c. 急性大動脈解離，肺血栓塞栓症，深部静脈血栓症

- FDP，D-ダイマーの上昇を認める。D-ダイマーは，感度が高く，特異度が低い指標であるため，D-ダイマーが≦0.5μg/mLであれば，これらの疾患を除外するのに有用である。

3. 併存疾患や合併症把握のための検査値

併存疾患や合併症把握のために行う検査と検査値，その解釈・意義について**表**にまとめた。

合併症	検査	解釈，意義
感染症，敗血症	WBC，CRP，培養検査	WBCは数時間で増加，CRPの上昇は少し遅れて反応する。重症感染症患者におけるWBCの低下または増加不良は，WBCが消費され，産生が間に合わない状態で，危険な状態。敗血症は，感染によって発症した全身性炎症反応症候群（systemic inflammatory response syndrome：SIRS）。血液は本来無菌のため，血液培養で菌が検出されれば，原則，その菌が敗血症の原因菌と考えられる。
急性腎障害（AKI）	Cr，尿量	KDIGO（Kidney Disease Improving Global Outcome）分類（①〜③のいずれかを満たす） ①48時間以内に血清クレアチニン（Cr）が0.3 mg/dL以上上昇する ②Crが過去7日以内にベースライン（元の値）の1.5倍以上に上昇したことが確認される ③尿量が6時間以内に0.5 mL/kg/時以下である
慢性腎臓病（CKD）	蛋白尿，eGFR	①，②のいずれか，または両方が3カ月以上持続 ①0.15 g/gCr以上の蛋白尿（30 mg/gCr以上のアルブミン尿） ②GFR<60 mL/分/1.73 m²
脂質異常症	LDL-C，HDL-C，TG，non HDL-C	動脈硬化性疾患を有する患者の管理目標値 LDL-C<100 mg/dL，HDL-C≧40 mg/dL，TG<150 mg/dL，non HDL-C*<130 mg/dL *non HDL-C=TC−HDL-Cで計算される。抗動脈硬化作用を有するHDL-Cの影響を除いた指標
糖尿病	HbA1c	動脈硬化性疾患を有する患者の目標値<7.0%（国際標準値〔NGSP〕）

表 併存疾患や合併症把握のための検査値

（神谷健太郎）

E. 心エコー

> **Q** なぜ運動療法を実施する時に，心エコー検査について知らなければならないのですか？
>
> **A** 心エコー検査の知識は，病態や重症度の把握，運動療法実施のリスクを把握するために重要である。

1. 心エコー検査の測定肢位と目的（図1）

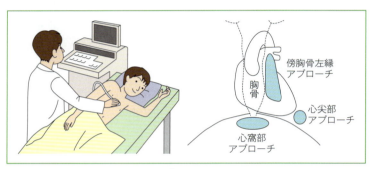

図1 心エコー検査測定肢位とアプローチ法

- 形態の評価：形や大きさ，異常構造物など
  ⇒ 疾患の有無や重症度を把握できる。
- 機能の評価：収縮・拡張能，弁逆流・狭窄など
  ⇒ 心機能や弁膜症の重症度を把握できる。
- 血行動態の推定：右房，右室，肺動脈，左房圧など
  ⇒ 心不全や肺高血圧の管理状況を把握できる。

2. 心エコーの基本像，頻出する略語と異常値の目安（図2，3，表，巻末付録参照）

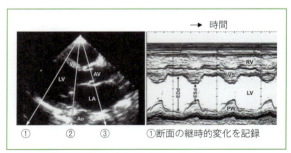

図2 Mモードの基本測定部位
Mモードの「M」はmotionの略

E. 心エコー

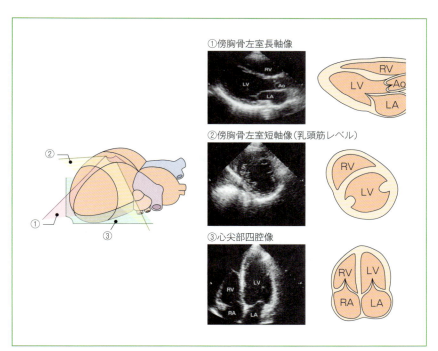

図3　Bモードの基本断面
Bモードの「B」はbrightnessの略。LV：左心室，RV：右心室，LA：左心房，RA：右心房，Ao：大動脈

略語	英語表記	日本語	異常値の目安
AoD	aortic diameter	大動脈径	≧40 mm
LAD	left atrial diameter	左房径	≧40 mm
LVDd	left ventricular end-diastolic diameter	左室拡張終(末)期径	≧55 mm
LVDs	left ventricular end-systolic diameter	左室収縮終(末)期径	≧40 mm
IVSth IVST	interventricular septal thickness	心室中隔厚	≧13 mm，≦6 mm
PWth PWT	posterior (LV) wall thickness	左室後壁厚	≧13 mm，≦6 mm
LVEF	left ventricular ejection fraction	左室駆出分画	<55%
IVC (exp/insp)	inferior vena cava (expiration/inspiration)	下大静脈径 (呼気時/吸気時)	・15 mm以上で呼吸性変動がなければ，中心静脈圧10 mmHg以上 ・呼気時<5 mmで吸気時に虚脱があれば，循環血液量低下
TRPG	tricuspid regurgitation pressure gradient	三尖弁逆流圧較差	≧30 mmHgで肺動脈収縮期圧上昇の可能性あり
TAPSE	tricuspid annular plane systolic excursion	三尖弁輪部収縮期の移動距離	<1.6 cm（右室収縮能の指標）
E/e'			15以上で左房圧上昇の疑い

表　心エコーの基本的な測定項目と異常値の目安

3. 心エコーレポートを読む際の確認事項（図4）

- 測定体位や時期：左側臥位が基本である。強心薬投与中やペースメーカ植え込み後などの治療条件も確認する。
- エコー入射の状態：レポートのfairやpoorなどの記載を確認。体位や体格などにより影響される。poor viewであれば，すべての所見が得られていない可能性がある。
- 入射角度（図4）：斜入射であれば，測定値が不正確となる。
- 基本調律：心房細動や期外収縮が頻発していれば，測定値が不安定となる。

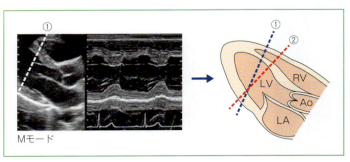

図4　心エコーの入射角度
①後壁や心室中隔に対して斜めにビームが入射されている。
②直角に入射されている。

4. 左室壁の16分画と冠動脈支配領域（図5, 6）

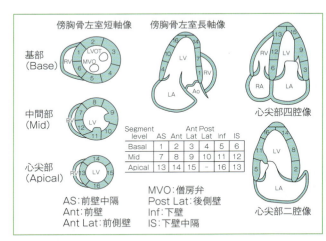

図5　アメリカ心エコー図学会による左室16分画
(Schiller NB, Shah PM, Crawford M, et al : Recommendations for quantitation of the left ventricle by two-dimensional echocardiography. J Am Soc Echocardiogr 2 : 358-367, 1989 より改変)

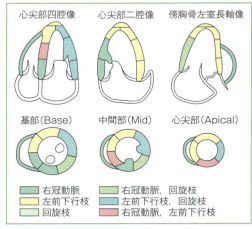

図6　冠動脈支配領域

E. 心エコー

5. 各病態と心エコー指標（表2，図7）

略語	英語表記	日本語	重症患者の目安となる指標
MS	mitral stenosis	僧房弁狭窄	弁口面積<1 cm^2 肺動脈収縮期圧>50 mmHg 平均圧較差>10 mmHg LVEF≦50%
MR	mitral regurgitation	僧房弁逆流	逆流ジェット面積：左房の≧40% 左房・左室の拡大，LVEF≦60%
AS	aortic stenosis	大動脈弁狭窄	最高血流速度≧4 m/秒 平均圧較差≧40 mmHg 弁口面積<1.0 cm^2 LVEF≦50%
AR	aortic regurgitation	大動脈弁逆流	逆流ジェット：乳頭筋から心尖部に到達 LVEF≦50% LVDd>70 mm，LVDs>50 mm
TR	tricuspid regurgitation	三尖弁逆流	逆流ジェット：右房内の三尖弁と反対側1/3以上に到達

表2 重症な弁膜症患者の目安となる心エコー指標

a. 心筋梗塞
- 冠動脈支配領域に一致した壁運動異常の有無（低収縮，無収縮，奇異運動など）を確認する．
- 急性心筋梗塞例では，心室瘤の有無や心嚢液貯留の有無と貯留速度を確認する．⇒心嚢液の急速な貯留は心破裂や心タンポナーデの可能性がある．
- 壁厚の低下や輝度上昇があれば陳旧性心筋梗塞の可能性が高い．

b. 弁膜症
- 弁膜症患者では，LVEFの低下や心不全などを合併していると，予後が悪化する．
- MR合併ではLVEF<60%でも収縮能低下ありと判断される．これは，低圧系の左房に逆流血流を駆出できるため，左室にとっての後負荷は低く，LVEFも正常以上に保たれるためである．

c. 心不全
- LVEF低下の有無や壁運動低下は，全周性（diffuse）か限局性か，壁の肥厚や菲薄化，拡張機能（図7）を確認する．

- 収縮不全例では，治療によって逆リモデリングの達成（LVDd，LVDsの減少）が得られているかを確認する．
- 拡張障害では，運動負荷により左室拡張期圧が上昇しやすく，労作時呼吸困難の要因となりうる．

（神谷健太郎）

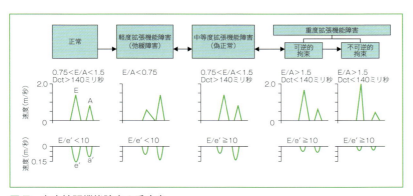

図7 左室拡張機能障害の重症度

拡張障害の進行に伴い，弛緩障害型，偽正常型，拘束型波形へ変化していくと考えられている．血行動態の変化や治療により，これらの波形は変化しうる．
0.75<E/A<1.5の場合，E/e'を確認する．E/e'の上昇を認める場合は，中等度拡張機能障害（偽正常型）による左房圧上昇（肺うっ血）の存在が疑われる．
(Redfield MM, Jacobsen SJ, Burnett JC, et al：Burden of systolic and diastolic ventricular dysfunction in the community：appreciating the scope of the heart failure epidemic. JAMA 289：194-202, 2003 より改変)

F. 胸部X線

 なぜ運動療法を実施する時に，胸部X線検査について知らなければならないのですか？

 胸部X線検査は，呼吸循環器系の状態が運動負荷にどこまで耐えうるかを見極めるために重要である。

1. 検査の目的と特徴（表）

- 心陰影の拡大（心拡大）
- 胸水の貯留
- 肺うっ血，肺水腫
- 気胸
- 無気肺
- 気道内分泌物の貯留
- 肺炎
- 肺動脈の拡大

表　胸部X線検査でわかること
*そのほか，肺の器質的変化の有無などを評価できる。

- X線写真では，心臓の形や大きさ，肺や胸部を流れる血管の輪郭がわかる。
- 肺の血管に異常があるかどうか，肺内部や周囲に液体が貯留しているかなど，肺の病態について知ることができる。
- 心不全では，心拡大や胸水，肺うっ血などが典型的な画像所見である。胸部X線で心拡大が認められた場合，心臓超音波検査で確認する。
- 大動脈の拡大がみられる疾患には，大動脈瘤がある。

> **留意点**
> 運動療法を含めた治療経過中の経時的な変化をみることが重要である。

2. 心陰影と心臓の弓（図1）

- 一般的な心拡大は，左第4弓→左第3弓→左第2弓→右第2弓の順で拡大してみられるようになることが多い。

【例】

左心不全…　(1) 左室機能不全により，左室拡大をきたし，**左第4弓**が突出する。
　　　　　(2) 左室圧の上昇は，左房圧を上昇（左房拡大）させ，**左第3弓**が突出する。
　　　　　(3) 左房圧の上昇は，肺静脈圧を上昇させ，肺うっ血所見が出現する（肺血流の再分布）。
　　　　　(4) 肺静脈圧の上昇は，肺動脈圧を上昇させ，**左第2弓**が突出する。

右心不全…　肺動脈圧の上昇で，右室負荷がかかり右房拡大をもたらし，**右第2弓**が突出する。

F. 胸部X線

心臓の弓の部位	弓	由来	変化
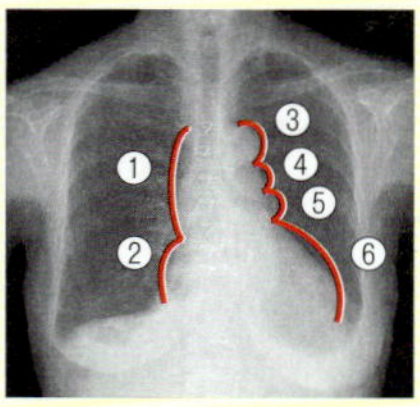	①右第1弓	上大静脈	●動脈硬化，高血圧患者で右方への突出
	②右第2弓	右房	●右房・右室拡大で右方に偏位させ，突出 ●左房拡大の著明な僧帽弁疾患などでは右房の内側に左房辺縁が観察され二重にみえる（double shadow）
	③左第1弓	大動脈弓 （遠位部）	●高齢者，動脈硬化，高血圧で拡大 ●大動脈弁閉鎖不全症，狭窄症
	④左第2弓	肺動脈	●左→右シャント（心房中隔欠損〔ASD〕，心室中隔欠損〔VSD〕）や貧血による血流増加，肺動脈弁狭窄や肺高血圧で拡大
	⑤左第3弓	左心耳	●左房拡大で膨隆
	⑥左第4弓	左室	●大動脈弁狭窄症，肥大型心筋症による左室肥大では挙上 ●大動脈弁閉鎖不全症，心室瘤では左下方へ偏位 ●僧帽弁閉鎖不全症では著明な左室拡大により球状となる ●右室拡大では左室が後上方に挙上され突出

図1　心臓の弓

> **留意点**
>
> 臥位のポータブル撮影は，静脈還流量の増加により，ほかに比べ心胸郭比（CTR）が増大してしまう。また，肺うっ血を増強させるため胸水の程度は不明瞭となる。

3. 代表的な画像所見（図2〜6）

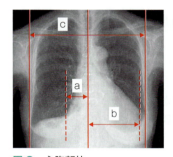

図2　心胸郭比
CTR＝(a+b)/c×100（％）
a. 心陰影右側の最大水平幅
b. 心陰影左側の最大水平幅
c. 胸郭最大内径

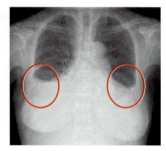

図3　胸水
両側共に著明な胸水の貯留を認める．

a. 心拡大（図2）

- 心胸郭比（cardiothoracic ratio：CTR）の正常値は，成人50％以下，小児55％以下である。

b. 胸水（図3）

- 通常，肋骨横隔膜角（costphrenic angle：CP-angle）が鈍角になる。
- 横隔膜にシルエットサインが現れる。気管が非病側へ偏位する。
- サードスペースの貯留が自然に解消されず大量の貯留が確認されれば，胸水穿刺が行われる。

> **留意点**
>
> ①酸素化能を低下させ，運動中の息切れ感や呼吸苦の一要因となる。
> ②胸水穿刺後は必ずX線を確認し，血圧変動に一層注意して運動療法を行う。

c. 肺うっ血，肺水腫（図4）

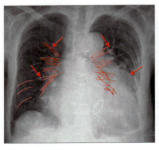

図4　急性心不全
肺動脈血管影の拡張と肺胞浮腫を認める。

- 肺うっ血では，肺動脈血管影が下肺野より上肺野で拡大している。
- 肺うっ血や肺水腫に特異的な所見として，butterfly shadow や間質性浮腫を示す Kerley's（カーリー）B line（A～C line がある）などがある（図4の赤線部分）。
- 主な原因は心臓弁膜症からの心原性肺水腫・急性呼吸窮迫症候群（acute respiratory distress syndrome：ARDS）などである。

> **留意点**
> ①運動療法より心不全治療（うっ血の解除）が優先される。
> ②血管内 volume の変化を意識して運動負荷を設定する。

d. 気胸（図5）

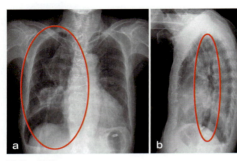

図5　気胸
右側肺全野で広範囲に気胸を認める。
a．正面像　b．側面像

- 胸腔内で気体が肺を圧迫し，肺が外気を取り込めなくなった状態である。
- 保存的治療・外科的治療・ドレーン留置などがリハビリテーションの阻害因子となる。
- 低栄養状態にも注意する。

> **留意点**
> ①ドレナージチューブ留置中，過度な上肢・体幹運動による気胸の増悪やチューブのずれ・抜去に注意が必要である。
> ②SpO_2 の低下を伴う呼吸苦，急激な息切れに注意し，運動負荷量を考慮する。

e. 無気肺（図6）

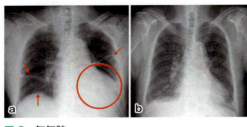

図6　無気肺
左下肺野の無気肺像と葉間胸水は改善した。
a．術後　b．退院時

- 無気肺では，気管支が圧迫・閉塞して末梢の含気量が減少し，肺が虚脱する。
- 人工呼吸器患者や長期臥床患者は背側肺に無気肺を生じやすい。
- 所見として，気管が病側へ偏位してみられることが多い。

> **留意点**
> ①心臓手術後，早期離床のために無気肺の有無や位置の確認が必要である。
> ②早期離床を図ることで腹部臓器による横隔膜の圧迫から解放され，下側肺障害を予防し，肺コンプライアンスを改善する。また換気量の増大から排痰が促され，酸素化が改善する。

（澁川武志，飛田　良）

G. 胸部 CT

Q なぜ運動療法を実施する時に，胸部 CT 検査について知らなければならないのですか？

A 胸部 CT 検査は，血管や心臓・肺の形態診断に活用でき，運動中のリスク管理に応用するために必要である。

1. 検査の目的と特徴

- 冠動脈の石灰化の有無と程度
- 局所壁肥厚異常
- 心筋虚血や心筋生存能
- 心筋障害後の瘢痕組織
- 心臓弁の石灰化や程度（図1a）
- 頚動脈の石灰化（図1b）

表　胸部 CT 検査で分かること
*そのほか，肺野異常や動脈瘤など大血管疾患の診断にも用いられる。

- 心臓の CT 検査では冠動脈造影（coronary angiography：CAG）と同様に冠動脈の走行や狭窄度を評価することができ，高い診断能をもって冠動脈の石灰化を発見できる（表，図1）。
- CAG と比べ，非侵襲的で身体の負担が少なく外来での検査も可能である。
- 反面，一定の放射線被曝を受けるとともに造影剤の使用により副作用の可能性や腎臓に負荷がかかる。
- 心臓の弁，心筋，心膜のほかに，大動脈や肺野をみることもでき，大動脈瘤や大動脈解離などの診断にも用いられる。

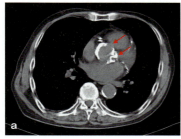 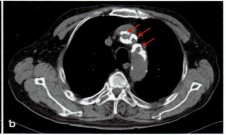

図1　単純造影 CT 所見
a．大動脈弁の石灰化
b．頚部3分枝の石灰化

留意点

造影剤は主に腎排泄されるため，腎機能障害合併例には慎重に使用される。検査日の運動負荷に関しても同様であり，骨格筋への血流再配分による腎血流低下の可能性を考慮して運動療法を実施する必要がある。

2. マルチスライスCT（multislice computed tomography：MDCT），3D-CT

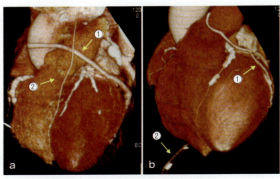

図2 オフポンプ冠動脈バイパス術（OPCAB）後のグラフト評価
a，bともに良好なグラフト開存率が確認できる。
a．左内胸動脈，大伏在静脈の吻合
　矢印①：大伏在静脈グラフト（SVG）を左回旋枝（#12），右冠動脈（#4AV）に吻合。
　矢印②：左内胸動脈（LITA）を前下行枝（#8）に吻合。
b．左内胸動脈，右胃大網動脈の吻合
　矢印①：左内胸動脈（LITA）を回旋枝（#12）に吻合。
　矢印②：右胃大網動脈（GEA）を右冠動脈（4PD）に吻合。

a. MDCT

近年ではMDCTにより，短時間の息止めだけで心臓・冠動脈の鮮明な画像評価が可能となっている。

- 冠動脈狭窄の程度および範囲，血流速度，血管壁運動等の診断において，CAGは不可欠である。しかし，血管壁の性状や完全閉塞枝における側副血行路を介する血管の評価などは，CTでより多くの情報量を得られる場合もある。
- 冠動脈バイパス術後の開存性評価において，安全かつ低侵襲で，早期にグラフト造影が可能である。
- 欠点として，高度の石灰化や頻脈，不整脈によるmotion artifactにより，狭窄度の判定が困難な場合もある。
- MDCTの有用性
  ①冠動脈バイパス術前のグラフト選択
  ②冠動脈バイパス術後のグラフト開存の確認および評価（図2a，b）

b. 3D-CT

3D-CTとは，被写体をCTで撮影した画像（2D画像データ）から厚みの情報を加え，立方体の体積要素で仮想の物体を表現した画像である（図3）。

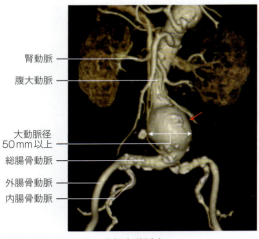

図3 50 mm以上の腹部大動脈瘤
95％以上が腎動脈以下に生じるといわれている。直径が正常径の1.5倍を超えて拡大した場合に「瘤」と称するが，腹部大動脈瘤は50 mm以上なら手術（開腹）適応とされる。

G. 胸部CT

3. MDCT，造影CTによる画像評価

- MDCTや造影CTは大動脈瘤の術前評価や人工血管置換術後の評価によく用いられる。また，慢性大動脈解離の治療選択（観血的治療，保存的治療）や治療経過の評価においても有用である（図4）。
- ステントグラフト内挿術においては，術後のエンドリークの有無を評価することが重要である。周術期だけでなく，経過観察中の遠隔期にもステントグラフトの開存，変形の有無や瘤形の変化などを評価する。
- Stanford（スタンフォード）分類A型かB型か？偽腔開存型か偽腔閉塞型か？
  ① 内膜裂孔（entry）部位の同定
  ② 偽腔形態の判定
  ③ 解離進展範囲
  ④ 冠動脈を含む分枝の評価
  ⑤ 大動脈瘤合併の有無

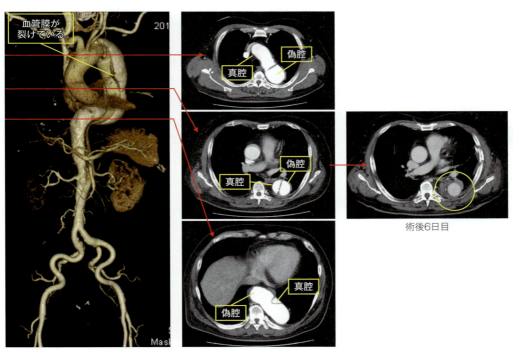

図4　慢性のStanford B型解離から胸部大動脈瘤の拡大が認められた症例
造影CTの結果より真腔・偽腔ともに血流が確認された。手術適応と判断され，弓部～下行大動脈人工血管置換術が施行された（5～10％の対麻痺リスクを考慮し，脊髄動脈に触れないところまでの手術となった）。術後6日目のCTでは人工血管置換部において真腔のみとなっていることが確認できる。

> **留意点**
>
> 重症心不全患者が治療上安静臥床を強いられると，深部静脈血栓症（deep vein thrombosis：DVT）やそれに併発する肺塞栓症（pulmonary embolism：PE）を発症する場合がある。その際，造影CT検査は病態を把握でき，D-ダイマー等の所見と併せて離床可能かの判断材料になる。

（澁川武志，飛田　良）

検査・評価 編

H. シンチグラフィ

 なぜ運動療法を実施する時に，シンチグラフィ検査について知らなければならないのですか？

 シンチグラフィ検査は，心筋障害の場所や重症度，心筋バイアビリティを把握して，運動負荷中の心筋虚血を予測するために必要である。

1. シンチグラフィとは

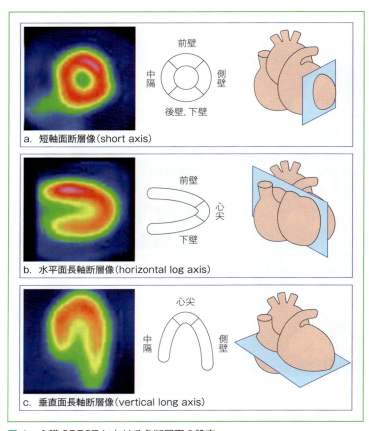

図1 心臓 SPECT における各断層面の設定

シンチグラフィとは核医学検査における画像診断法の一つであり，骨シンチグラフィや脳血流シンチグラフィなど，目的とする臓器や機能により種類が異なる。本項で扱うシンチグラフィとは心筋シンチグラフィを指す。

シンチグラフィの断層撮影を SPECT(single photon emission computed tomography)とよぶ(図1)。

留意点

運動負荷中に起こり得る ST 変化，狭心痛などの胸部症状を予測する材料になる。

H. シンチグラフィ

2. 主な検査目的（表）

- 冠動脈疾患の有無，責任病変の診断
- 機能的狭窄度・虚血重症度評価
- リスクの層別化
- 心筋のバイアビリティ評価
- 心不全症例の心機能
- 血行再建後の治療効果判定と回復（予後）予測

心筋障害の有無や障害部位・重症度，さらには心筋バイアビリティを把握して，心筋虚血を予測する。

表　心筋シンチグラフィの主な目的
※その他，拡張型心筋症の原因診断や弁膜疾患，先天性心疾患にも有用性が実証されている。

3. 検査の特徴

シンチグラフィとは心臓核医学検査であり，微量の放射性物質を静脈内に注射し，その体内挙動から心筋血流，心臓の形態，心機能，代謝，交感神経機能をみる検査法である。

- 放射性同位元素（ラジオアイソトープ）を用いた核医学診断法で，1回の検査で受ける放射線量は，1〜15ミリシーベルト（mSv，胸部X線は約0.06 mSv/回）である。
- 非侵襲的で，外来での検査が可能であり，得られるデータは定量性，再現性が高い。SPECTによる冠血流量及び冠血流予備能測定などがある。
- 負荷心筋血流シンチグラフィでは^{99m}Tc（テクネチウム），^{201}Tl（タリウム）が主に用いられる。^{99m}Tc，^{201}Tl標識心筋血流製剤を用いた心筋血流イメージングによって，心筋梗塞巣の陽性描出，心筋虚血の検出を行う（図2）。
- 診断精度は冠動脈造影との対比でも感度（sensitivity）80〜90％，特異度（specificity）90％と非常に高い。
- 胸痛や心電図異常がある対象者を前提に狭心症や心筋梗塞の診断，梗塞部位や範囲の同定が可能である。つまり負荷心筋シンチグラフィにより虚血の程度を安静時と労作時で比較することで，労作性の心筋虚血があるかを調べることが可能である。

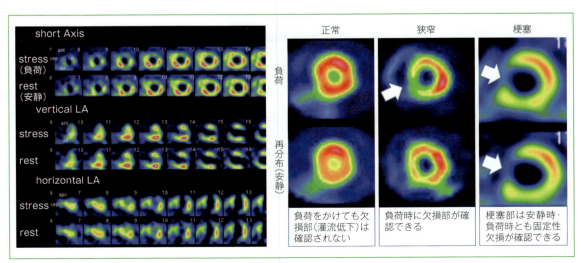

図2　実際の検査結果（thallium myocardial perfusion）と解釈

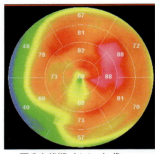

a. 再分布後期（delay）像　　b. 負荷直後早期（early）像

図3　bull's eye image（map）
Polar map，極座標マップともよばれる。心筋uptakeの定量的な指標として用いられる。安静時や薬物負荷後を比較でき，血流増大域を視覚的に理解しやすい。集積率の差や比の描出も可能である。
この例では左前下行枝末梢（LAD）と右冠動脈末梢（#4PD）の境界領域に虚血所見を認める。

- 冠動脈狭窄を認める場合，心臓への血液供給に与える影響を評価できる。
- 冠動脈バイパス手術や冠動脈インターベンションなどの治療効果判定，心不全の重症度や予後予測にも利用される。
- 心筋血流検査の心電図同期SPECT解析により，心筋血流に加え，左室駆出分画，左室容積，局所壁運動などの心機能指標も算出できる（図3，4）。
- 臨床ではQuantitative Gated SPECTという解析ソフトウェアを使用し，データ収集時間20分間程度で心エコーにおける左室駆出分画の算出と同様の評価や心筋血流・壁運動の同時評価を行うこともできる。急性心筋梗塞や心不全症例へ定期的に用いることにより，リモデリングの進行を評価することが可能である。
- ^{123}I-BIMPP心筋脂肪酸代謝イメージングや^{123}I-MIBG心筋交感神経機能イメージングなどの虚血に対して鋭敏に反応する有用な検査もあるが，心臓超音波検査（心エコー）やCT/MRIなどに比べ空間分解能が低く，詳細な形態評価には適さない一面をもつ。

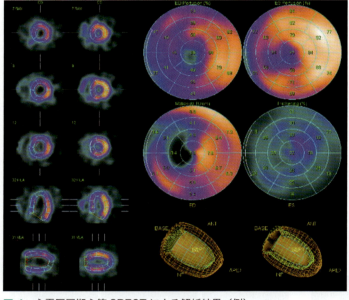

図4　心電図同期心筋SPECTによる解析結果（例）
左側に血流画像，右側上中4区画に拡張末期（ED）・収縮末期（ES）の血流（perfusion），壁運動（motion），収縮期の壁厚増加（thickening）がbull's eye image（図3）で描出されている。右側下2区画に心内膜面と心外膜面や左室内腔の変化が描出されている。
この例では心尖部，前壁中隔，下壁中隔領域に灌流低下を認める。負荷時に同部位の壁運動異常を認め，同部位の再分布を認めた。心電図ではII，III，aV$_F$，V$_{4-6}$でupslope ST低下を認めた。

> **留意点**
> CAG・心エコー所見と併せて心機能を把握する材料にする。運動負荷に対する冠血流量の経時的変化が大きければ，運動療法より先に血行再建術が必要となる。

H． シンチグラフィ

4． 検査の実際（図5）

- 薬剤負荷の場合，点滴静脈注射で心臓に薬剤負荷をかけた直後と，3時間経過した安静時の2回を撮影する。
- 運動負荷の場合，1回目は自転車エルゴメータやトレッドミルによる運動負荷直後に点滴静脈注射をして撮影する。3時間後の安静時に2回目を撮影する。
- 心筋バイアビリティが保たれている場合，治療前に同定していた心筋の血行再建後の機能的回復が確認できる。
- 撮影時間に15～20分程度を必要とするため，心エコーやCAGのようにリアルタイムな評価は困難である。
- 臨床的には，心筋シンチグラフィと共に心エコーやCAGなど，他のモダリティによる画像所見も用いて，相補的に評価することが多い。

（澁川武志，飛田　良）

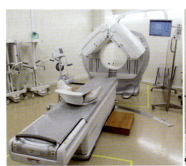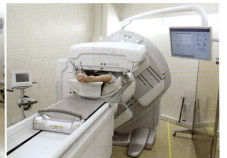

図5　検査風景
被検者は簡易心電図モニタを装着し，両上肢を挙上した姿勢となる。検者はリモコンを操作し，目的とする臓器や場所に向けて機器を動かし，撮影する。

検査・評価 編

第6章 身体所見やバイタルサインのみかた

A. 問診

Q なぜ運動療法を実施する時に，問診内容について知らなければならないのですか？

A 問診により心不全兆候の有無や，患者自身で体調の自己管理が実施されているかを知ることができるので重要である。

1. 運動療法前の自覚症状（表）

自覚症状	質問例
1）血圧	「いつもの血圧はどのくらいですか？」
	「今朝の血圧はどのくらいでしたか？」
	「自宅と病院で血圧が大きく異なりますか？」
	「朝や夜の血圧が日中よりも高いことはありませんか？」
2）起座呼吸と発作性呼吸困難	「仰向けになって眠れますか？」
	「夜，息苦しくて目を覚ますことはありませんか？」
3）浮腫	「手足にむくみはありませんか？」
	「むくみに左右差はありますか？」
4）咳や痰	「咳や痰はないですか？」
	「どのような痰がどの程度出ますか？」
5）胸痛や胸部不快感	「胸が痛いことはありますか？」
	「どのように痛みますか？」
6）動悸	「胸がどきどきしませんか？」
	「ドキッとする感じはありますか？」
7）チアノーゼ	「手足がひどく冷たくなることがありますか？」
8）乏尿	「毎日，きちんとおしっこが出てますか？」
	「体重が増えてませんか？」
9）全身の倦怠感	「疲れがとれないことはありますか？」
	「なんとなく全身がだるいことはありませんか？」

表 運動療法前の問診例
（高橋哲也，間瀬教史 編著：ビジュアル実践リハ 呼吸・心臓リハビリテーション，居村茂幸（監修），p210，羊土社，2009より改変）

a. 前方不全（動脈系）

1）意識レベル
- 循環器疾患患者の意識レベル低下の所見は，低心拍出量症候群や重症不整脈の出現が疑われる。
- 意識障害，めまい，ふらつき感がある場合は運動療法を中止もしくは一時中断する必要がある。

2）全身の倦怠感や普段の血圧との違い
- 心不全では末梢骨格筋への血流低下により，活動筋は容易にアシドーシス（血中pHの低下）になり筋疲労が蓄積しやすい。
- 至適な血圧の範囲内であるか，血圧の自己管理ができているか，の確認にもなる。
- 白衣高血圧や早朝高血圧の存在を把握するためにも，血圧に関する問診を行う必要がある。

3）四肢冷感
- 四肢末梢の冷感は心拍出量の低下を示す重要な自覚症状である。

A. 問診

- 心拍出量の低下以外にも室温低下，交感神経過緊張や閉塞性動脈硬化症などでも起こる．

4) 乏尿
- 心不全になると水やナトリウムの貯留に加え，腎血流量の低下により尿量が減少するため，尿量が確保されているか否かは心疾患管理において重要な問診である．
- 尿量が減少すれば体重が増加することから，至適な体重範囲内であるかの確認とともに，体重の自己管理ができているか，の確認にもなる．

b. 胸部症状の有無

1) 胸痛や胸部不快感
- 心筋虚血が疑われる．痛みや不快感は前胸部のほかにも顎，頸部，左上肢に出現することもある．

2) 動悸
- 不整脈の出現が考えられるため，検脈や心電図などで確認する．
- 運動療法以外の時間にも動悸が起こることがないか，確認しておくことも重要である．

c. 後方不全（静脈系）

1) 起座呼吸と発作性呼吸困難
- 起座呼吸とは臥位になると呼吸困難が出現し，座位になることで改善する症状のことで，静脈還流量の増加に伴う肺うっ血が原因である．
- 発作性夜間呼吸困難は夜間就寝後に突然起こる呼吸困難である．起座呼吸とともに，左心不全増悪時の特徴的な症状である．

2) 咳・痰
- 肺うっ血が高度になると血管内の水分が肺胞へ漏出し（肺水腫），咳嗽や痰が多く出る．
- 特にピンク色の泡沫状痰は重症の肺水腫が示唆される．

3) 消化器
- 特に右心不全では静脈系に血液がうっ滞し，諸臓器にうっ血，浮腫をきたす．その結果，うっ血肝や腹水などを招き，肝機能障害や消化器機能障害が起こる．
- 生化学検査値（総ビリルビン値や尿素窒素値など）の確認はもちろんのこと，食欲不振，嘔気，嘔吐などの自覚症状をモニタリングすることも重要である．

4) 浮腫
- 皮下の組織間液に水やナトリウムが貯留し，心不全の兆候である（D．視診，E．触診を参照）．

2. 運動中の自覚症状

- Borg（ボルグ）スケールは6「何も感じない」から20「最大限にきつい」の15段階の評価尺度で構成されており，本スケールの10倍は心拍数に相当する（30〜50歳でほぼ一致する）．
- 修正Borgスケールは0「何も感じない」から10「非常に強い」のスケールで表現されるが，10よりも強いと感じたら11以上の数字も用いる．
- Borgスケールは主に全身疲労感の程度を評価する際に使用し，修正Borgスケールは痛みや呼吸症状の程度を評価する際に使用する．
- 一般的に循環器領域では運動中の全身疲労感と下肢疲労感をBorgスケールで評価する．

（森沢知之）

B. 聴診：心音

 Q なぜ運動療法を実施する時に，心音について知らなければならないのですか？

 A 心拍数の測定や不整脈，異常心音の有無を確認することで心不全兆候などの臨床的な判断につなげることができる。

1. 心音の聴診

a. 心音の種類（図1）

心音には正常心音（Ⅰ・Ⅱ音）と異常心音があり，異常心音には過剰心音（Ⅲ・Ⅳ音）と心雑音がある。

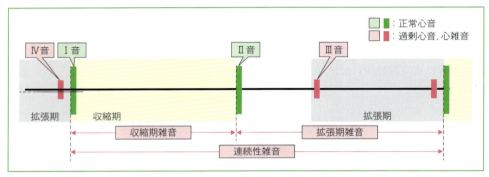

図1 正常心音と異常心音

1) **正常心音（Ⅰ・Ⅱ音）**
   - Ⅰ音：僧帽弁と三尖弁が閉鎖した際に生じる音で低調音である。頚動脈拍動を触れながら心音を聴取し，拍動の立ち上がりとほぼ同時に聴取されるのがⅠ音である。
   - Ⅱ音：大動脈弁と肺動脈弁が閉鎖した際に生じる音で，Ⅰ音よりもやや高調で，持続も短く聴取される。
   - Ⅰ～Ⅱ音の間は収縮期，Ⅱ～Ⅰ音の間は拡張期に相当する。
2) **過剰心音（Ⅲ音・Ⅳ音）**
   - Ⅲ音：Ⅱ音よりわずかに遅れて聞こえる低調音である。心室内に血液が急激に流入し，心室壁に衝突する際に生じる音であり，僧帽弁閉鎖不全症や大動脈弁閉鎖不全症などで聞かれる。ただし，若年者や胸壁の薄い健常者でも聞かれることがある。
   - Ⅳ音：Ⅲ音よりさらに低調音でⅠ音の前に聞こえる低調音である。左房収縮時に心室壁が伸展されて生じる音であり，左室の伸展性が悪い状況（心不全や心筋梗塞）が疑われる。
3) **心雑音**
   - 心音と心音の間（収縮期雑音・拡張期雑音），あるいはそれらにまたがって聞かれる（連続性雑音）振動音である。

B. 聴診：心音

- 主に弁に問題があるとき（狭窄・逆流）やシャント性疾患（心室中隔欠損症など）があるときに聴取される。

2. 心音の聴診

	聴取場所	特徴	異常
大動脈弁	第2肋間胸骨右縁	Ⅰ音＜Ⅱ音	心雑音：大動脈弁狭窄や大動脈弁閉鎖不全の可能性
肺動脈弁	第2肋間胸骨左縁	Ⅰ音＜Ⅱ音	Ⅱ音の分裂：心房中隔欠損の可能性
三尖弁	第4肋間胸骨左縁	Ⅰ音≧Ⅱ音	Ⅰ音が減弱：左室不全の可能性 心雑音：三尖弁閉鎖不全，大動脈弁閉鎖不全の可能性
僧帽弁	左第5肋間と鎖骨中線上の交点	Ⅰ音≧Ⅱ音	Ⅰ音が減弱：左室不全の可能性 心雑音：僧帽弁閉鎖不全の可能性

表　心音の特徴と異常

- 心音は聴取する場所により表に示す特徴があるが，心音の聴診は主に僧帽弁領域で行う（図2）。
- 心音の聴診では異常心音の有無，心拍数，調律（リズム）を確認する。
- 機械弁の場合には機械的な弁の開閉音「カチカチ」という音が聴取される。

1）異常心音の有無
- Ⅰ音とⅡ音の同定とⅢ音，Ⅳ音および心雑音の有無を確認する。

2）心拍数
- 健常成人の安静時心拍数はおよそ60～100/分程度であり，心音を聴取することで心拍数を測定することができる。
- 不整脈の場合では，心音で聴取された心拍数と末梢動脈の脈拍数との間で差が生じる場合がある。

3）調律（リズム）
- 調律が規則的か不規則か，確認する。

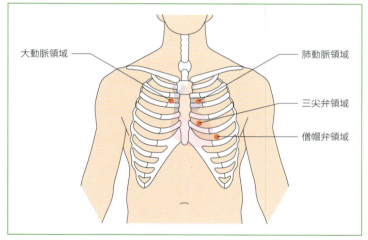

図2　心音の聴診場所

- 期外収縮の場合，通常より早いタイミングで心音が聴取される。また脈拍は欠損しても心室は収縮するために心音は聴取され，心拍数よりも脈拍数が少なくなる。
- 心房細動の際には心音や心雑音の大きさに変動がみられ，心音のリズムも不整である。また心拍出量の低下に伴い，心音で聴取された心拍数よりも末梢動脈の脈拍数が少なくなる。

（森沢知之）

C. 聴診：呼吸音

なぜ運動療法を実施する時に，呼吸音について知らなければならないのですか？

心不全では呼吸器症状が出現することが多いことから，呼吸音を聴診することで，心不全兆候などの臨床的な判断につなげることができる。

1. 呼吸音の聴診

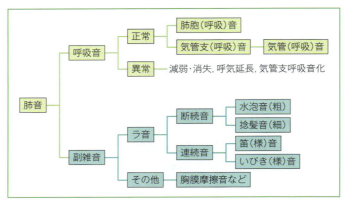

図1　呼吸音の種類

a. 種類
- 呼吸音は呼吸に伴う気流の変化により発生する音であり，正常呼吸音は気管呼吸音，気管支呼吸音，肺胞呼吸音がある（図1，表）。

b. 部位
- 正常呼吸音の聴取部位と特徴を表に示す。肺胞呼吸音が減弱・消失している場合には胸水，無気肺などが疑われる。
- 呼吸音は左右対称に各肺領域を聴取する（図2）。

c. 異常音
- 副雑音は健常者では聴取されない病的な呼吸音であり，主に気管，気管支，肺胞より聴取される異常音である。
- 心疾患患者では肺水腫や胸水を呈しやすく，聴診上，水泡音や笛様音が聞かれることがある。

1) 水泡音
- 肺水腫など肺の局所に水分が増加し，気道内の分泌物の中で気泡が破裂することにより生じる音で，吸気－呼気を通して，ブクブクという低調音が聴取される。

2) 笛様音
- 心不全では気管支攣縮を伴うこともあり，気道狭窄により狭くなった場所を空気が通過することによって生じる音で，高調で呼気終末に聴取される。

3) 捻髪音
- 虚脱しやすい，もしくは虚脱した肺胞が急激に開くときに生じる音であり，間質性肺炎などで聞かれる。バリバリという高調性の音が断続的に聞かれる。

4) いびき音
- 慢性閉塞性肺疾患などで聞かれ，グーグーという低音性の音が吸気－呼気ともに聞かれる。

C. 聴診：呼吸音

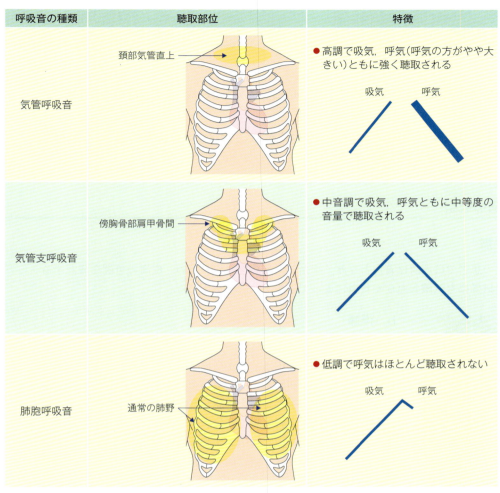

表　呼吸音の種類と特徴

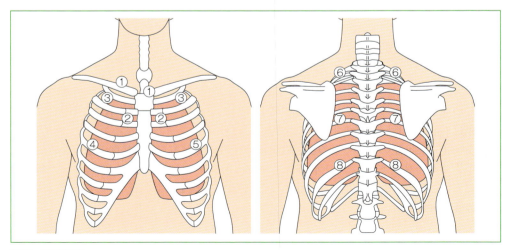

図2　聴診部位
通常は①〜⑧の順番で聴診を行う。

（森沢知之）

D. 視診

> **Q** なぜ運動療法を実施する時に，視診について知らなければならないのですか？
>
> **A** 四肢の色調や浮腫，頸静脈を観察することで循環器系の正常と異常を判断することができる。

1. 皮膚の観察

a. 皮膚の色調
- 低心拍出の患者では皮膚は蒼白となり，冷たく，湿潤を呈するため，皮膚の色調を確認する。
- 低心拍出以外にも低酸素血症や貧血によってもチアノーゼを生じる。

b. 浮腫
- 心不全が悪化すると体内に水やナトリウムの再吸収が促進され，尿量が低下して体内水分量が増加する。また腎血流量の低下により尿量が低下し，四肢末梢がむくみやすくなる。
- 皮膚表面の膨張と緊満を確認し，浮腫の有無を確認する（図1）。
- 心疾患以外にも腎疾患や肝疾患，栄養障害でも浮腫が起こるが，心性浮腫の特徴は，①夕方に増悪する，②重力の影響を受けやすい（立位や座位であれば下肢に起こる）ことである。

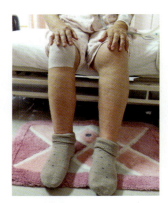

図1 浮腫

2. 頸部末梢骨格筋の観察

a. 頸静脈怒張
- 頸静脈は右房につながっており，右心圧が上昇すると頸静脈が怒張する（輪郭が浮き上がる）ことから，頸静脈怒張は右心系の血行動態の指標として用いられる。
- うっ血性心不全による右心圧の上昇や頸静脈-右房間の狭窄病変があると頸静脈が怒張する。
- 健常者では仰臥位から上体を45°起こすと頸静脈の輪郭は消失するが（図2a），45°起こした状態でも頸静脈の輪郭がはっきりみられる場合は怒張ありと判断する（図2b）。
- 通常は右外頸静脈で評価され，怒張の度合いを毎日観察することが重要である。

D. 視診

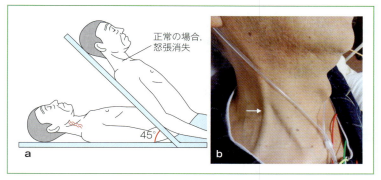

図2 頚静脈怒張の観察
a. 仰臥位から45°起こす。
b. 頚静脈の怒張がみられる。

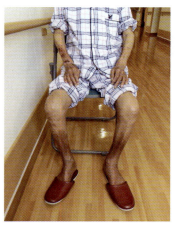

図3 筋萎縮によるるい痩

b. 末梢骨格筋の観察

- 重症心疾患患者では末梢骨格筋の著明な萎縮がみられる場合があるため，末梢骨格筋の形態学的変化（やせ）を確認する（図3）。
- 重症心不全患者における骨格筋萎縮の原因は，不活動による廃用性筋萎縮，サルコペニア（加齢に伴う筋肉減少症），カヘキシア（炎症の亢進，インスリン抵抗性や蛋白異化の亢進などにより骨格筋や脂肪組織が減少する病態）などが関係している。
- 末梢骨格筋の筋萎縮が強い場合には，転倒，骨折のリスクが高まるほか，身体活動量の低下やさらには心血管疾患の発症や死亡のリスクになることから，末梢骨格筋の観察および定量的評価が重要である。
- 骨格筋量の評価には周径や体重など簡便な計測方法のほかにも，画像評価（CT，MRI，超音波など）や体組成計を用いた評価などがある。

（森沢知之）

E. 触診

 なぜ運動療法を実施する時に，触診について知らなければならないのですか？

 脈の触診，四肢の浮腫や冷感を確認することで心不全の兆候を早期に捉えることができる。

1. 末梢動脈の触診

a. 脈拍数
- 健常成人の安静時脈拍数は60〜100/分程度である。
- 心不全になると頻脈になりやすいため，体調の良い日の安静時の脈拍を記憶しておく。

b. 調律（リズム）
- 脈のリズムが規則的か不規則かを確認する。
- 不規則になる脈
  ①呼吸性変動：吸気時に頻脈，呼気時に徐脈になり，生理的なものである。
  ②脈の欠滞（脈が抜ける）：期外収縮を疑う。
  ③絶対性不整脈（規則性がまったくない脈）：心房細動の可能性が大きい。
  ④不整脈により心拍出量が少ないとき，心拍があっても脈拍が触知できない場合もある。心臓聴診と脈拍聴診を同時に行うことで，心拍出量の有効性を推測することができる。

c. 脈の大きさ
- 脈の大きさは脈圧（収縮期血圧－拡張期血圧）を反映する。
- 一心拍ごとに脈の大きさが変化する脈を交互脈といい，心不全などにより心拍出量が一定でない状態であり，左心室機能の著しい低下を意味する。

d. 左右差，上肢と下肢の差
- 末梢動脈の左右差および上肢と下肢で脈拍の大きさに差がないかを確認することで，動脈血栓症や閉塞性動脈硬化症など動脈狭窄・閉塞や大動脈解離の存在を推測することができる。
- 左右で脈拍の減弱や消失などの差があれば，触知部位より中枢側での動脈狭窄や閉塞，大動脈解離などが疑われる。
- 上肢と下肢で脈拍の大きさに差が生じる場合には，大動脈解離，腹部大動脈瘤，閉塞性動脈硬化症などの存在が疑われる。

E. 触診

2. 末梢動脈の触診場所

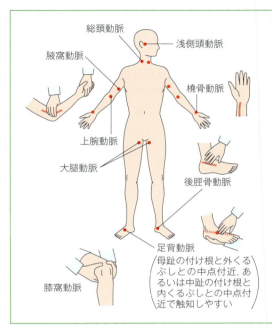

図1 末梢動脈の主な触診場所

末梢動脈の主な触診場所（図1）

- 総頚動脈：胸鎖乳突筋の内側で触知する。
- 上腕動脈：肘関節屈曲側の尺側で触知する。通常，血圧測定の際に用いる。
- 橈骨動脈：手関節付近の撓側で触知する。通常，脈拍測定の際に用いる。
- 大腿動脈：鼠径中央部（上前腸骨棘と恥骨結合を結ぶ線の中央）で触知する。
- 膝窩動脈：膝窩中央部を触知する。
- 足背動脈：足背部中央からやや第一趾側で触知する。
- 後脛骨動脈：内果後方で触知する。

3. 浮腫（図2）

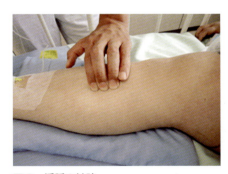

図2 浮腫の触診

- 視診で皮膚の膨張と緊満を確認した後，触診で皮膚を圧迫し浮腫の有無を確認する。
- 下腿脛骨下1/3前面を指先で圧迫し，圧痕浮腫ができるかを評価する。

4. 四肢の冷感（図3）

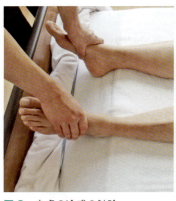
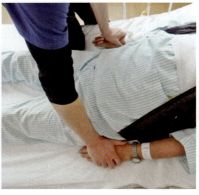

図3　皮膚の冷感の触診

- 心拍出量が低下すると主要臓器への血流が優先されるため，末梢血管が収縮し，四肢の皮膚温が低下する。
- 循環不全がなくても，もともと手足の冷たい患者もおり，経時的な評価が必要である。
- 下肢の皮膚温に左右差がある場合は，閉塞性動脈硬化症や動脈血栓症が疑われる。

5. 脱水

- 心疾患患者では利尿剤の過剰投与や水分制限により脱水症が起こる場合もある。
- 脱水時には皮膚や舌・口腔内の乾燥，皮膚の弾力性低下などの症状がみられる。

6. 心尖拍動

心尖拍動とは，心臓の収縮期に心臓の尖端が前方に動き胸壁にあたる際の振動である。

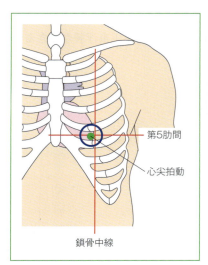

図4　心尖拍動の位置

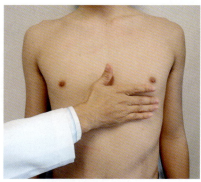

図5　心尖拍動の触診

- 通常は左第5肋間，左鎖骨中線よりやや内側（直径1〜2.5cmの範囲）で心尖拍動が確認できる（図4）。
- 仰臥位での観察が困難な場合は左側臥位で触診して確認する（図5）。
- 左室拡大（心不全，拡張型心筋症など）をきたしている場合は心尖拍動が外側方へ移動する。

（森沢知之）

●文献

1) 日本循環器学会,他：循環器病の診断と治療に関するガイドライン（2002-2003年度合同研究班報告）．不整脈薬物治療に関するガイドライン
   http://www.j-circ.or.jp/guideline/pdf/JCS2004_kodama_h.pdf
2) Goldberger AL：Goldberger's Clinical Electrocardiography：A Simplified Approach, 8th Edition. Philadelphia, Elsevier, 2012
3) 五島雄一郎,大林完二（監修）：心電図のABC（改訂2版），日本医師会，2005
4) 日本循環器学会,他：循環器病の診断と治療に関するガイドライン（2011年度合同研究班報告）．心血管疾患におけるリハビリテーションに関するガイドライン（2012年改訂版）
   http://square.umin.ac.jp/jacr/link/doc/JCS2012_nohara_h.pdf
5) 日本循環器学会,他：循環器病の診断と治療に関するガイドライン（2009年度合同研究班報告）．慢性虚血性心疾患の診断と病態把握のための検査法の選択基準に関するガイドライン（2010年改訂版）
   http://www.j-circ.or.jp/guideline/pdf/JCS2010_yamagishi_h.pdf
6) Fletcher GF, Ades PA, Kligfield P, et al：Exercise standards for testing and training：A scientific statement from the American Heart Association. Circulation 128：873-934, 2013
7) 吉川純一（編）：一目でわかる心エコー診断．文光堂，2003
8) 日本循環器学会,他：循環器病の診断と治療に関するガイドライン（2009年度合同研究班報告）．循環器超音波検査の適応と判読ガイドライン（2010年改訂版）
   http://www.j-circ.or.jp/guideline/pdf/JCS2010yoshida.h.pdf

知識・治療 編

第 7 章　病気（循環器疾患）の成り立ち

第 8 章　治療の理解

第 9 章　管理運営

第 10 章　周術期管理

知識・治療 編

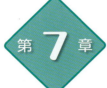

病気（循環器疾患）の成り立ち

A. 動脈硬化

Q なぜ運動療法を実施する時に，動脈硬化について知らなければならないのですか？

A 動脈硬化の知識は，虚血性心疾患発症のリスクを理解し，運動中のリスク管理と患者指導に生かすために重要である。

1. 動脈硬化について（表，図1）

	加齢によるもの	アテローム性動脈硬化
部位	びまん性（全身）	局所
血管層	中膜	内膜
生化学的変化	弾性線維（エラスチン）の断片化	コレステロールの蓄積 プラーク（粥腫）を形成
内腔	拡大	狭小化
生理学的変化	脈圧の増加 収縮期血圧の増加	下流の虚血

表　動脈硬化の特徴

- 加齢に伴う動脈硬化は，中膜に生じるびまん性の変化である。
- 動脈硬化が強い人は，運動によって心拍出量が増加し血管内の血流が増加しても，血管が拡がりにくいので血圧は上がりやすい状態といえる。
- アテローム性動脈硬化は，コレステロールの蓄積によりプラーク（粥腫）を形成する内膜の病変であり，加齢によるものとは性質を異にする。
- 冠危険因子をコントロールしてプラークの成長を抑制する必要がある。

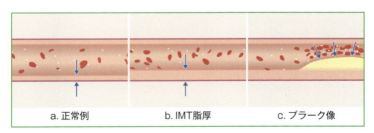

a. 正常例　　b. IMT脂厚　　c. プラーク像

図1　動脈硬化の所見

留意点

動脈硬化性疾患発症リスクは患者ごとに異なるため，動脈硬化の程度については動脈の脈波伝播速度（pulse wave velocity：PWV）や頸動脈の内膜中膜複合体厚（intima media thickness：IMT）の結果から把握しておく。

A．動脈硬化

2. アテローム性動脈硬化の進展について（図2）

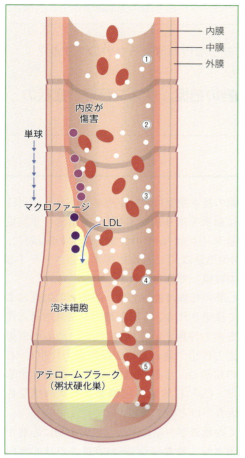

図2 アテローム性動脈硬化の発生機序

- 血管は内膜，中膜，外膜の3層構造である（図2の①）。
- 高血圧や喫煙などの動脈硬化の危険因子により，血管の拡張と収縮のバランスが崩れ，内膜の血管内皮が傷害される（図2の②）。
- 傷ついた部分を補修するために，単球（白血球）●が血管内皮に付着して，内膜が肥厚する（図2の③）。
- この単球は内皮の間から潜り込みマクロファージ●（体の掃除役を担う）とよばれる状態に変化し，マクロファージは，活性酸素によって酸化されたLDLコレステロール（酸化LDL）を認識し取り込んで膨れ上がり泡沫細胞となり，時間の経過とともにしだいにアテロームプラーク（粥状硬化巣）を作る（図2の④）。
- アテロームが大きくなると表面の膜が薄くなって破れることもある。破れると血栓が作られ，血流が滞ったり，閉塞したりする（図2の⑤）。

運動療法実施上の留意点

①血管内皮の傷害の予防を意識する。
　⇒ 血圧を上げ過ぎない
　⇒ 禁煙する
　⇒ LDLコレステロール低下のために服薬を徹底する
②HDLコレステロールを上げる。
　⇒ 禁煙や運動療法による効果を強調する
③マルチスライスCT（MDCT）や血管内超音波（IVUS）による不安定プラークの評価結果を確認する。
　⇒ 運動が虚血性心疾患の発症のきっかけにならないように血圧を上げすぎたり，脱水にならないように注意する

（高橋哲也）

知識・治療 編

B. 心不全

> **Q** なぜ運動療法を実施する時に，心不全について知らなければならないのですか？
>
> **A** 心不全の知識は，病態の重症度や治療内容の把握，リスク管理，症状の早期発見，患者指導に役立つ。

1. 心臓機能（図1，2）

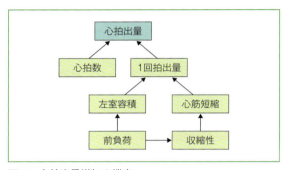

図1 心拍出量増加の機序

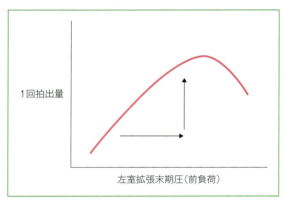

図2 Frank-Starling の法則
前負荷と1回拍出量との関係を表し，ある一定の範囲内では，左室拡張末期圧（前負荷）に1回拍出量（収縮機能）は比例する。ただし，前負荷が標準的な生理範囲を超えると，1回拍出量（収縮機能）は低下する。

- 心臓の基本機能は**ポンプ機能**であり，一定時間に血液を送り出せる量（**心拍出量＝1回拍出量×心拍数**）がその性能を規定する。特に，1回拍出量は，「心筋が短縮する強さ」と「心室の容積」で決定される。

- 「心筋の短縮の強さ」は，心筋の収縮性によって決定される。心筋収縮力を増減させる作用を**変力作用**という（収縮性を高めるのが陽性変力作用，弱めるのが陰性変力作用）。心筋の短縮は，心筋細胞内のCa^{2+}が上昇するほど，Ca^{2+}に対する収縮タンパクの感受性が大きいほど強くなる。

- 多くの血液が左室に流入し拡張末期に心筋が伸張され，**前負荷**（心室の容積または心室内圧）が大きくなるほど1回拍出量は増大する。これを**Frank-Starling（フランク・スターリング）の法則**という（図2）。

B. 心不全

2. Frank-Starlingの法則とForrester分類

a. Frank-Starling（フランク・スターリング）の法則（図3）

- 何らかの理由で心筋の収縮性が低下した場合（O点），心臓の拡張末期圧と容積を大きくして（A点），送り出す血液量を保とうとする**代償機転**が働く。
- さらに心機能が低下した場合は，それ以上に心臓の容積を大きくして（圧を高めて）（B点），送り出す血液量を保とうとする。これにより**肺静脈圧が上昇**（肺うっ血）し，呼吸困難が生じる。
- 心筋の機能低下が著しいと，**心臓の容積を大きくしても（圧を高めても）（C点），心拍出量が維持できなくなる（非代償）**。
- 心原性ショックのようなC点ではB点に上げるように心筋の収縮性を高める陽性変力作用のある強心薬による治療と前負荷を下げる利尿薬による治療が行われる。

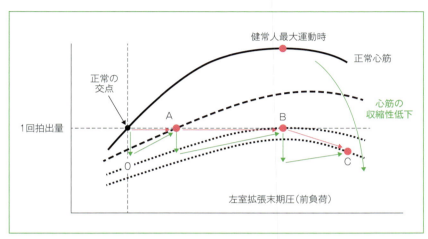

図3　伸筋収縮性低下時の代償反応

b. Forrester（フォレスター）分類（図4）

- 医師の治療内容から現在の心不全の状態を把握し，運動が開始できるかどうかを判断する。
- C→B→Aの時は運動を考慮できるが，**A→B→Cの時は運動を控えるか中止すべきである**。

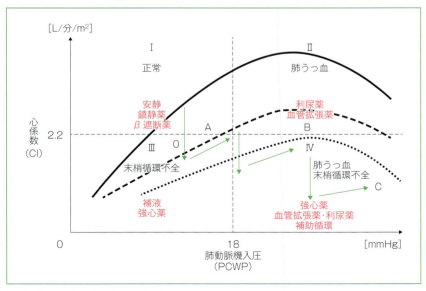

図4　Forrester分類と治療内容

知識・治療 編

3. 心不全の特徴的な症状（図5，表）

心不全とは，「ポンプとしての心臓の機能が何らかの理由で低下し，心臓から末梢に十分な血液が送られなくなり（末梢循環障害），意識障害，尿量低下，手足の冷感，チアノーゼ，易疲労，呼吸困難，頸動脈怒張，肝臓や脾臓の腫大，浮腫（水腫），胸水や腹水の出現などを呈する一連の症候群」と一般的に定義される。

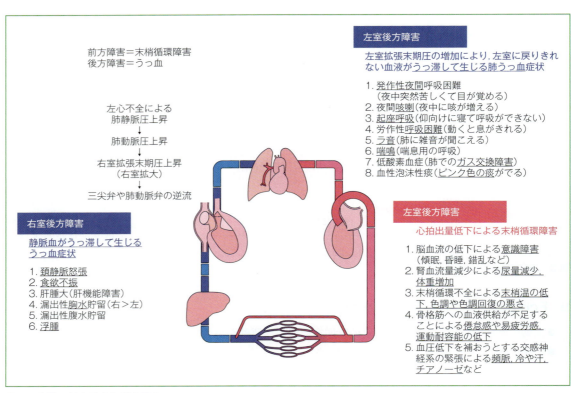

図5 心膜の前方障害と後方障害

症状	サイン
息切れ	頸静脈圧上昇
起座呼吸	肝頸静脈逆流
発作性夜間呼吸困難	第Ⅲ音（ギャロップリズム）
運動耐容能低下	心尖拍動の側方移動
疲労感	心雑音
運動後の回復時間延長	
足部の浮腫	

表 心不全増悪時の最も典型的な症状とサイン

> **留意点**
> ①心臓機能が低下すると呼吸に症状が出やすい。
> ②典型的な症状は，セラピスト以外，患者本人や家族にも熟知してもらい，症状悪化の早期発見に努める。
> ③運動前後に，これらの特徴的なサインを必ずチェックし，いつもと変化がないかを確認する。
> ④社会の高齢化に伴い，わが国の心不全は左室収縮機能低下のみが原因でなく，左室収縮機能が保たれた心不全（HFpEF）である左室拡張機能障害（拡張不全）が増加している。

4. 慢性心不全時の代償機序と治療薬の作用部位（図6）

- 心不全は，ポンプ機能の低下による**交感神経や神経体液性因子（レニン-アンジオテンシン系など）の活性化による悪循環**が生じている。
- ポンプ機能が低下したからといってジギタリスのような収縮機能を改善する薬を単に使用するのではなく，悪循環を断ち切るための薬物療法が選択されている。

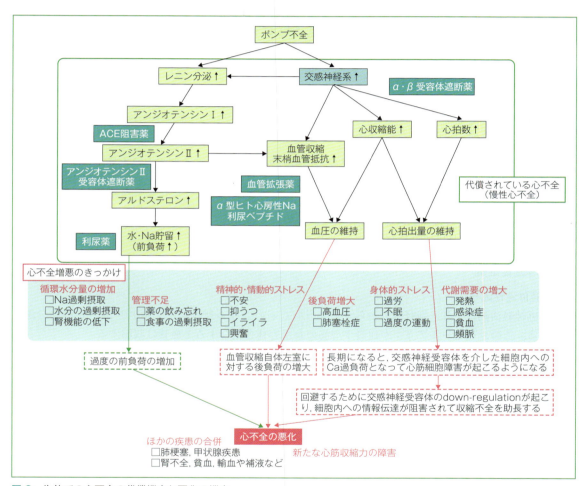

図6 生体での心不全の代償機序と悪化の機序

> **留意点**
> ①強い運動は，交感神経系を賦活し心筋へのストレス（Ca^{2+}の過負荷）となり，かえって心機能を低下させることになる。特に重症者の運動強度には細心の注意を払う。
> ②不全増悪のきっかけを患者にもよく理解させ，再発予防に努める。

（高橋哲也）

C. 高血圧

なぜ運動療法を実施する時に，高血圧について知らなければならないのですか？

高血圧の知識は，患者指導や運動療法の効果の裏づけのために重要で，脳卒中や心筋梗塞のリスクを低下させる。

1. 血圧増加の決定因子（図）

a. 心拍出量

1）心筋因子
- 心筋細胞内のCa^{2+}が上昇したり，陽性変力作用のある薬によって心収縮力は上昇する。
- 左室がしなやかに拡張しない場合，心拍出量は増加しない（伸展性↓）。

2）体液量
- 塩分の摂取やNaの再吸収によって体液量が増加し，心拍出量が増加することによって血圧が上昇する（塩分を控えれば体液量が減少し，血圧が下がる）。

b. 末梢血管抵抗

1）神経体液性因子
- 交感神経活動により，副腎髄質からカテコールアミン（アドレナリン，ノルアドレナリン）が分泌される。このカテコールアミンが血管平滑筋のα受容体と結合すると血管は収縮する。

2）局所因子
- 血管内皮細胞由来血管作動物質のエンドセリン-1などは強力な血管収縮物質である。

3）交感神経因子
- 交感神経活動により，交感神経線維終末からノルアドレナリンが遊出され，これが血管平滑筋にあるα受容体と結合すると血管は収縮する。

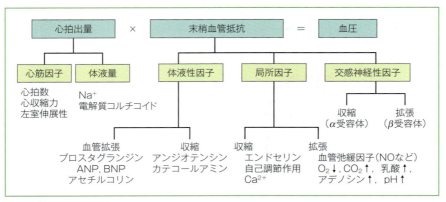

図　血圧増加の決定因子

2. 高血圧の分類（表1）

一次性高血圧 または 本態性高血圧	遺伝要因に生活習慣が加わって起こる
	高血圧の大半は一次性高血圧
	塩分の過剰摂取
	加齢による血管の老化
	ストレスや過労
	運動不足
	肥満
	喫煙
二次性高血圧	腎臓病や内分泌系の異常など，原因となる疾患がある高血圧で，原因となる病気が治ると高血圧も改善する

表1　高血圧の分類と特徴

	診察室血圧	家庭血圧
若年・中年， 前期高齢者患者	140/90 mmHg 未満	135/85 mmHg 未満
後期高齢者患者	150/90 mmHg 未満 （忍容性があれば 140/90 mmHg 未満）	145/85 mmHg 未満 （目安） （忍容性があれば 135/85 mmHg 未満）
糖尿病患者	130/80 mmHg 未満	125/75 mmHg 未満
CKD 患者 （蛋白尿陽性）	130/80 mmHg 未満	125/75 mmHg 未満 （目安）
脳血管障害患者 冠動脈疾患患者	140/90 mmHg 未満	135/85 mmHg 未満 （目安）

※　目安で示す診療室血圧と家庭血圧の目標値の差は，診療室血圧 140/90 mmHg，家庭血圧 135/85 mmHg が，高血圧の診断基準であることから，この二者の差をあてはめたものである。

表2　高血圧ガイドライン 2014 による降圧目標

●白衣高血圧
診察室で医師や看護師に測定されると緊張して高くなる高血圧
家庭では正常な場合が多い
●仮面高血圧
診察室での血圧は正常で家庭で測ると高い
病院に行くときは優等生でいようと薬もしっかり飲むので普段の血圧を反映していない家庭血圧の測定が必要 ①早朝高血圧：日中に比べて朝の血圧が高い ②夜間高血圧：夜間も血圧が下がらず高いまま ⇒ これらの人は脳卒中や心筋梗塞の発症リスクが高い

表3　鑑別が必要な高血圧

- 塩分を過剰に摂取すると塩分を薄めようと水分を多く摂取するようになり，循環血液量(体液量)が増加し血圧が上昇する。
- 加齢により動脈硬化が起こると末梢血管抵抗が上昇し，血圧が上昇する。
- 仕事によるストレスや過労，睡眠不足などは，交感神経の緊張を高め，血圧を上昇させる。
- 運動不足による肥満や動脈硬化，ストレスの蓄積は血圧を上昇させる。
- 肥満になると酸素消費量が増加し，それに伴って心拍出量を増加させるために循環血液量が増加し，血圧が上昇する。
- 喫煙は末梢血管を収縮させるため，末梢血管抵抗が上昇し，血圧が上昇する。

留意点

①高血圧は脳卒中や心筋梗塞のリスクであるので，表2に示す降圧目標が達成されるようにする。
②家庭血圧にも気を配り指導する(表3)。
③塩分制限と，運動による交感神経の抑制や血球容積や血液粘度の低下効果は高血圧改善の鍵である。

（高橋哲也）

D. 虚血性心疾患

 なぜ運動療法を実施する時に，虚血性心疾患について知らなければならないのですか？

 虚血性心疾患の知識は，運動療法実施時のリスク管理や重症度の把握，再発予防など患者指導のために重要である。

1. 虚血性心疾患とは（表1）

　動脈硬化や攣縮などによって冠動脈が狭窄または閉塞し，心臓への血液が減少したり途絶えたりすること（心筋の酸素欠乏）で胸の痛みを主症状として起こる疾患を虚血性心疾患（ischemic heart disease：IHD）という。代表的な虚血性心疾患には狭心症と心筋梗塞がある。

		分類	症状
狭心症	心臓に必要な十分な血液が供給されないため，心筋への血液が一時的に減少し，その心筋の部位に異常代謝が発生し，その結果，胸痛や胸部不快感のような症状が出現する疾患	労作性狭心症	●圧迫感，絞扼感，急激に発症 ●数分から10分以内の胸痛 ●ニトログリセリンの舌下で消失 ●高齢者では呼吸困難やめまい，胸部不快感といった症状が多い ●安静にしていると胸痛は治まる
		異型狭心症	●運動とは無関係（安静狭心症） ●冠動脈造影検査上は有意な狭窄がないにもかかわらず，早朝に胸痛を認める ●不快感，何となく重苦しい，圧迫される，きりきり，ちくちくする，などと表現される ●ニトログリセリンは効果あり ●安静時でも，冠動脈の痙攣（攣縮，スパズム）で胸が痛む ●特に早朝に胸痛を認める
心筋梗塞	心筋を栄養している冠動脈の血流が局所的に一定時間以上減少し，血流が低下した部分の心筋が壊死してしまう疾患		●激痛，圧迫感，絞扼感 ●指先で「ここ，ここ」と発症部位を指せるようなものではない ●急激に発症し20分以上持続 ●ニトログリセリンの舌下で完全に消失することはまれ，軽快することはある ●随伴症状として冷汗，顔面蒼白がみられることが多い ●安静にしても胸痛は治まらない ●悶絶様顔貌を認める ●胸痛は，左肩や左腕，季肋部，背中に放散する場合もある

表1　狭心症と心筋梗塞の違い

2. 急性冠症候群とは（図1）

　冠動脈の内膜の内側に蓄積するプラーク（粥腫）が成熟し，何らかの原因でプラークが破綻し，血管内に血栓が形成されて発症する心疾患をまとめて**急性冠症候群**とよぶ（A．動脈硬化を参照）。

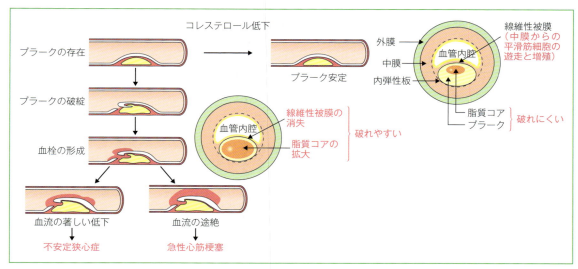

図1　急性冠症候群の発生機序

> **留意点**
> 急性冠症候群の発症前に必ずしも高度の血管狭窄は存在しない ⇒ 不安定プラークの把握が重要。
> ①血液中の炎症マーカー（CRP）の上昇を認める。
> ②血圧や心拍数の急激な変化などは，血管内皮細胞機能を障害し，血栓形成に導く。
> ③冠動脈攣縮も，プラーク破綻に関与している可能性がある。

3. 心筋壊死量の推定

- クレアチンキナーゼ（CK）は最も一般的な心筋壊死のマーカーで，**CKの最高値は心筋壊死量を反映**する。
- 最近では心筋特異性が高いCK-MB，心筋トロポニンIやトロポニンTが梗塞サイズの定量化に用いられている。

4. 心筋梗塞の重症度

以下に該当するものは重症と考えられる。
- 急性期に再灌流療法が不成功
- 心ポンプ失調（心不全の合併）
- 血中CK最高値が3,000 mIU/mL以上
- 広範囲前壁梗塞

知識・治療 編

- 左室駆出分画が40%未満
- 心室瘤の形成を認める

以下の場合は軽症と考えられる。
- 再灌流療法が成功し，Killip（キリップ）分類Ⅰ型（後述）で合併症がなく，血中CK最高値が1,500 U/L以上の場合
- 血中CK最高値が1,500 U/L未満はさらに小梗塞で軽症といえる

5. 発症から治療までの経過（表2, 3）

- 発症から治療までの経過の情報を集めて病態を把握する。

	何を中心に情報を集めるか	情報を集める理由
①現病歴	冠危険因子の有無や治療経過，虚血性心疾患の既往や治療の経験（服薬やカテーテルインターベンション）など	カテーテル治療やリハビリテーションの治療経験の有無によって，後の指導内容が変わってくる
②前駆症状の有無	前駆症状の具体的表現を聞いておく	症状を経験した場合は，退院後のリスク管理や再発予防の生活指導に役立つ
③発症時の状況	・発症時の感覚（激しい胸痛または絞扼感，呼吸困難，胸苦しいなど） ・圧迫感の持続時間 ・胸痛の場所：左胸以外にも，左肩や左腕，季肋部，背中に放散する場合もある（放散痛）。	診断以外にも心筋のダメージの程度や退院後のリスク管理に役立つ
④治療経過	入院後どのような治療が行われ，その結果はどうであったか ・狭窄したり閉塞した冠動脈はカテーテル治療の結果，広がったのか ・発症から再灌流までの時間	発症から再灌流までの時間が6時間以上となると心筋のダメージも大きい 治療できずに保存的に観察したり，残存している狭窄がある場合は，その後のリハビリテーションのリスクレベルが異なってくる

表2　発症から治療までの経過

Killip分類		身体所見に基づいた重症度分類
クラスⅠ	ポンプ失調なし	肺野にラ音なく，Ⅲ音を聴取しない
クラスⅡ	軽度～中等度の心不全	全肺野の50%未満の範囲でラ音を聴取あるいはⅢ音を聴取する
クラスⅢ	重症心不全，肺水腫	全肺野の50%以上の範囲でラ音を聴取する
クラスⅣ	心原性ショック	血圧90 mmHg未満，尿量減少，チアノーゼ，冷たく湿った皮膚，意識障害を伴う

表3　Killip分類
Killip分類でポンプ失調の重症度が評価できる。

6. 心筋梗塞後の合併症（表4）

- 心破裂
- 機械的合併症：心室中隔穿孔（VSP）や僧帽弁閉鎖不全症（乳頭筋断裂，腱索断裂）
- 不整脈（リエントリー性の心室期外収縮が生じやすい）
- 心原性ショック

表4　代表的な合併症

留意点
①急性心筋梗塞初期には血圧の管理をしっかり行い，各種合併症が生じないようにする。
②急性心筋梗塞に伴う重篤な合併症の多くは発症後約1週間以内に発生するので要注意。

D. 虚血性心疾患

7. 米国心臓協会（AHA）の冠動脈分類（図2，表5，6）

- どこの血管がどのくらい狭窄しているのかを必ず理解する（図2）。
- 狭窄度を知り，**有意狭窄**かを判断する（表5）。
- TIMI（thrombolysis in myocardial infarction）分類を知り，造影検査の結果を把握する（表6）。

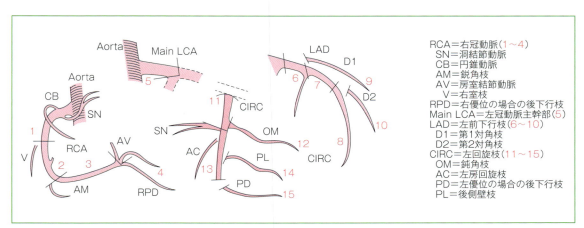

図2 AHAの冠動脈分類

(Austen WG, Edwards JE, Frye RL, et al : A reporting system on patients evaluated for coronary artery disease. Report of the Ad Hoc Committee for Grading of Coronary Artery Disease, Council on Cardiovascular Surgery, American Heart Association. Circulation 51 : 5-40, 1975 より)

25%狭窄	0〜25%	経過観察，治療対象にはならない
50%狭窄	26〜50%	左冠動脈主幹部のみ有意狭窄として扱われる
75%狭窄	51〜75%	75%以上は有意狭窄として扱われ，運動によって心筋虚血を誘発する恐れがある
90%狭窄	76〜90%	狭窄部に造影剤が見える
99%狭窄	91〜99%	狭窄部末梢は造影されるが狭窄部自体は造影されない
100%閉塞		

表5 AHAの狭窄度分類

Grade	0	完全閉塞で順行性血流を認めない
	1	明らかな造影遅延があり，末梢まで造影されない
	2	造影遅延を認めるが，末梢まで造影される
	3	末梢まで正常に造影される
側副血行路（collateral）の評価		
Grade	0	なし
	1	かろうじてある程度
	2	部分的に本幹が造影される
	3	本幹が十分に造影される

表6 TIMI分類

> **留意点**
> ①どこの血管がどの程度狭窄（閉塞）していたのか？
> ②治療によってどの程度回復したのか？有意な残存狭窄はないのか？
> ③collateral（側副血行路）の発達程度は？（有意狭窄があってもそれを補っているのか？）

（高橋哲也）

知識・治療 編

E. 大動脈疾患

 なぜ運動療法を実施する時に，大動脈疾患について知らなければならないのですか？

 大動脈疾患（大動脈瘤・大動脈解離）は病態によって破裂リスクが異なるため，運動療法の際に注意が必要である。

1. 病態

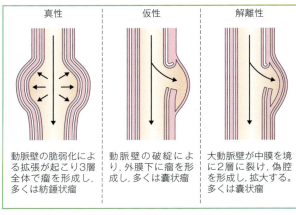

図1　病理学的分類

a. 大動脈瘤（図1〜3）

- 動脈壁の脆弱化のために動脈が限局的に拡張した状態であり，破裂すると致死的となる。
- 病理学的に真性，仮性，解離性に分類される（図1）。
- いわゆる解離性大動脈瘤は病態が異なり，大動脈解離として扱う。
- 部位では胸部大動脈瘤（thoracic aortic aneurysm：TAA），腹部大動脈瘤（abdominal aortic aneurysm：AAA）に分類され（図2），大動脈瘤全体の約1/3はTAA，約2/3はAAAが占める。
- 形状では紡錘状，囊状に分類される（図3）。囊状は紡錘状に比べ破裂のリスクが高い。

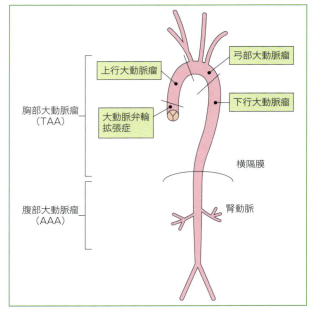

図2　部位よる分類

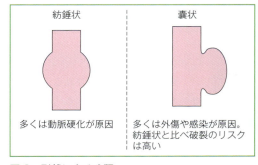

図3　形状による分類

E. 大動脈疾患

b. 大動脈解離（図4〜6）

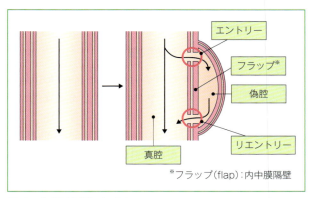

図4　大動脈解離のしくみ

- 大動脈中膜の変性や壊死により，中膜に亀裂が起こり内外2層に解離し，その間に偽腔（解離腔）を形成する。
- 中膜の亀裂から血液が流入（エントリー）し，中膜が引き裂かれ偽腔の形成がおこる。偽腔に流入した血液が真腔へ再流入（リエントリー）することもある（図4）。
- 偽腔の血流状態により，偽腔開存型，偽腔（血栓）閉塞型に分類され（図5），偽腔開存型は破裂のリスクが高い。
- DeBakey（ドゥベーキー）分類，Stanford（スタンフォード）分類がある（図6）。**Stanford分類は，治療方針や予後を直ちに決定できる**ために，臨床ではよく用いられる。

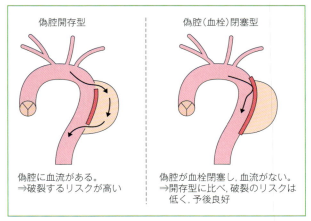

図5　偽腔の血流状態による分類

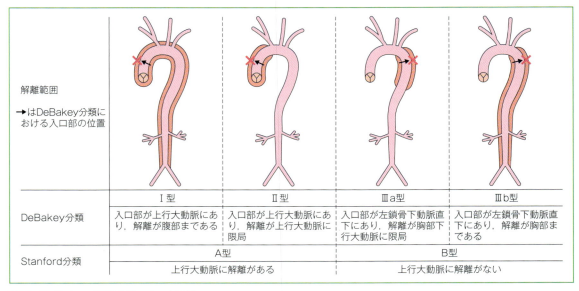

図6　DeBakey分類とStanford分類

2. 症状・所見

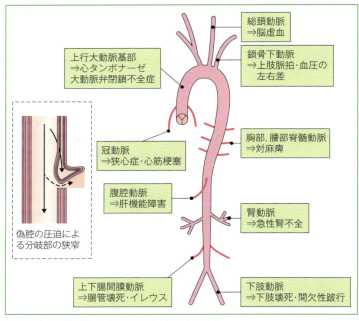

図7 大動脈解離における偽腔による虚血症状

a. 大動脈瘤

- 瘤径が小さいと無症状であるが，大きくなると周辺臓器への圧迫症状が出現する。特に，胸部大動脈瘤では反回神経麻痺や食道圧迫により，嚥下障害を呈する事がある。
- 切迫破裂では激痛を伴い，破裂するとショック状態となる危険な状態である。

b. 大動脈解離

- 突然の激しい胸痛や背部痛で発症する。
- 偽腔に血流が流入して冠動脈，総頚動脈，鎖骨下動脈，脊髄動脈，腎動脈などの大動脈分岐部の狭窄・閉塞により多彩な虚血症状を呈する（図7）。

3. 検査・診断（図8〜10）

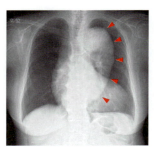

図8 胸部X線像：動脈瘤

- 胸部X線検査，CT検査（単純・造影），超音波検査，MRI検査，大動脈造影などがある。
- 大動脈瘤は胸部X線検査で突出した動脈瘤（図8▲印），単純CTでは拡大した大動脈瘤（図9a），3D-CT（図9b）では立体的に瘤の形状や位置を確認できる。
- 大動脈解離は造影CTではフラップ，偽腔の形成，偽腔に造影効果（血流の流入）があり，偽腔開存型の大動脈解離である（図10a）。また，3D-CTでは解離の位置や範囲を確認できる（図10b）。

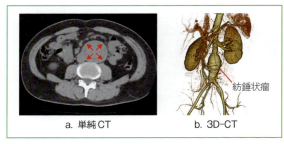

図9 CT像：腹部大動脈

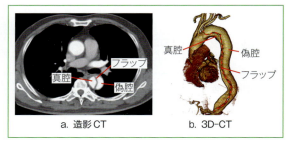

図10 CT像：大動脈解離（IIIb）

4. 治療

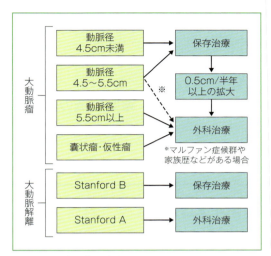

図11　治療方針の決定

a. 大動脈瘤
- 動脈径や瘤の病理・形状により治療方針が決まる（図11）。
- 動脈径は縮小しないため（Laplace〔ラプラス〕の法則），保存治療中も定期的にCT等のフォローを行い，0.5cm/半年以上の拡大があれば外科治療を行う。

b. 大動脈解離
- Stanford分類B型は保存治療が原則だが，解離の進行や偽腔の拡大があれば外科治療も行う。
- Stanford分類A型は死亡率が高く，外科治療（緊急手術）が原則であるが，早期偽腔閉塞型や高齢などで手術のリスクが高い場合は保存治療の場合もある。

c. 保存治療
保存治療の中心は厳密な降圧療法であるが（表），症例に応じて降圧目標を設定する場合も多い。

1) 大動脈瘤
- 動脈硬化が要因である事が多く，糖尿病，喫煙，塩分などの管理も重要である。
- 重量物を挙上する動作やいきみ動作は血圧の過度上昇を招くために注意が必要である。

2) 大動脈解離
- 解離の進行や症状が安定したら，廃用症候群予防のためにリハビリテーションを行うが，厳密な血圧管理のもとで実施する。
- 外科治療には人工血管置換術と経カテーテル的ステントグラフト内挿術がある。
- 人工血管置換術については後述する（第8章F．人工血管を参照）。

内科（保存）治療	
大動脈瘤	大動脈解離
●降圧療法：収縮期血圧105～120 mmHgを目標 ●動脈硬化危険因子の管理：高血圧，糖尿病，喫煙など ●運動制限：重量物挙上やいきみ動作の制限	〈急性期〉 ●降圧療法：収縮期血圧100～120 mmHgを目標 ●鎮痛および安静 ●リハビリテーション（早期離床） 〈慢性期〉 ●降圧療法：収縮期血圧130 mmHg以下を目標 ●運動制限：重量物挙上やいきみ動作などの制限
外科（手術）治療	
人工血管置換術 経カテーテル的ステントグラフト内挿術	

表　大動脈瘤と大動脈解離の治療

（湯口　聡）

F. 末梢動脈疾患

> **Q** なぜ運動療法を実施する時に，末梢動脈疾患について知らなければならないのですか？
>
> **A** 末梢動脈疾患は，心血管疾患の合併などリスクが高く，運動療法の際に注意が必要である。

1. 病態

a. 末梢動脈疾患（peripheral arterial disease：PAD）とは

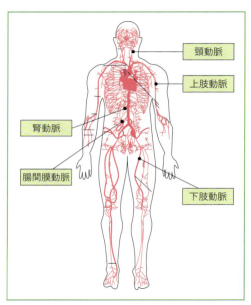

図1 末梢動脈の主な部位

- 糖尿病などの基礎疾患による動脈硬化が原因である。
- 全身の末梢動脈が狭窄・閉塞し（図1），慢性的な虚血症状を呈する。
- 近年急増しており，早期治療が必要である。
- 閉塞性動脈硬化症（arteriosclerosis obliterans：ASO）や閉塞性血栓性血管炎（thromboangiitis obliterans：TAO）などを含んだ概念であるが，臨床ではASOとほぼ同義語で用いられる。
- 下肢動脈の狭窄・閉塞がある場合，その他の血管にも動脈硬化が進行している場合が多い（図2）。
- 脳血管疾患（cerebrovascular disease：CVD）や冠動脈疾患（coronary artery disease：CAD）の合併率は約60％と高い（図3）。
- 主な死因は心血管疾患であり，虚血性心疾患の合併に注意が必要である。

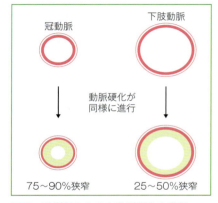

図2 動脈径からみた動脈硬化の進行

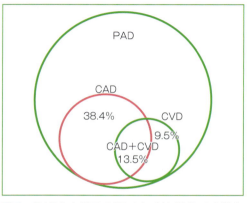

図3 PADにおけるCADもしくはCVDの合併率

F. 末梢動脈疾患

2. 症状・所見

a. 身体所見

- 閉塞がある動脈より末梢動脈の脈拍の減弱・消失やチアノーゼ，冷感，蒼白，筋萎縮などをみる。

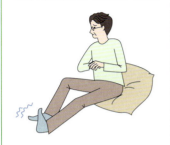
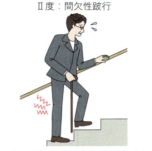
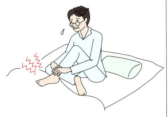
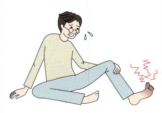

図4　Fontaine 分類

b. Fontaine（フォンテイン）分類（図4）

- 症状・病期の重症度分類である。
- Ⅰ度からⅣ度になるにつれて重症となるが，必ずしもこの順序で進行するわけではない。
- Ⅱ度からⅣ度へ急激に重症化することもある。

c. 間欠性跛行（intermittent claudication：IC）

- 一定の距離を歩行すると下肢に違和感や疼痛などが出現するが，安静によって症状が改善する状態である。
- 症状が重症な（長く歩けない）ほど，生命予後は不良である。

d. 重症肢虚血（critical limb ischemia：CLI）

- FontaineⅢ・Ⅳ度の状態であり，血行再建術や下肢切断も考慮される重篤な状態（図5）である。
- 組織の虚血が進行し，Ⅲ度は安静時疼痛を生じる状態であり，Ⅳ度は潰瘍・壊死を生じた状態である。
- 虚血が軽度でも靴ずれや火傷などを契機に創部が感染して急速に潰瘍・壊死を生じることもある。

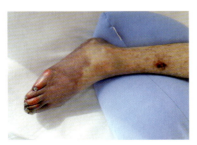

図5　重症肢虚血（Fontaine分類Ⅳ度）
足背部にチアノーゼ，足趾先端には黒色壊死を認める。

3. 検査・診断

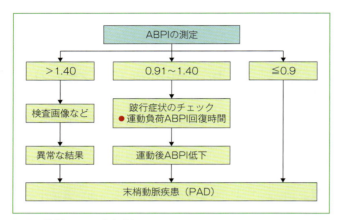

図6　診断のアルゴリズム

a. 検査・診断の流れ（図6）

- 足関節上腕血圧比（ankle brachial pressure index：ABPI）や運動負荷ABPI回復時間，画像検査などをアルゴリズムに沿って行う．

b. ABPI（図7）

- 上下肢の血圧の比であり，簡便で広く用いられる．
- 重度の動脈硬化で石灰化を伴う場合にはABPIが正常や異常高値を示す場合があり，その際は足趾上腕血圧比（toe brachial pressure index：TBPI）により評価し，0.6以上を正常とする．

c. 運動負荷ABPI回復時間（図8）

- PADは運動負荷によって下肢に虚血が起こり，運動直後のABPIは低下するが，安静により徐々に回復する．
- ABPIの低下が運動前の状態まで回復する時間（分）を計測する方法であり，回復時間が長いほど重症である．

d. 画像診断

- 血管造影，MRA，CT，超音波検査などがある．
- 右浅大腿動脈（superficial femoral artery：SFA）の閉塞（図9a），左外腸骨動脈（external iliac artery：EIA）の閉塞（図9b）が確認できる．

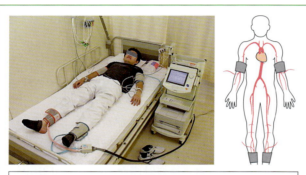

図7　ABPI測定

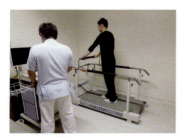

図8　運動負荷（ABPI）回復時間
トレッドミル負荷の強度は速度2.4 km，12%勾配，時間は5分間を最大とする．回復時間が10分未満では保存療法が有効，10分以上では血行再建術などを考慮する．

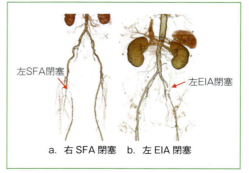

図9　造影CT画像

F. 末梢動脈疾患

4. 治療

病期	症状	治療方針
Ⅰ度	無症状 冷感, しびれ感	危険因子の除去 進展の予防
Ⅱ度	間欠性跛行	運動療法・薬物療法 侵襲的治療（血行再建術）
Ⅲ度	安静時疼痛	侵襲的治療（血行再建術） 薬物療法
Ⅳ度	壊死・潰瘍	救肢的処置（血行再建術・切断術） 薬物療法・血管新生療法・マゴット治療

表　Fontaine 分類による治療指針

a. 治療指針（表）

- Ⅰ・Ⅱ度は薬物療法, 運動療法を第一選択とする。
- 薬物および運動療法で改善を認めない場合に侵襲的治療を考慮する。
- Ⅲ・Ⅳ度は侵襲的治療や血管新生療法, 潰瘍があれば創傷治療を行い, 救肢（下肢切断を回避）を図る。

b. 治療

1) 薬物療法

- 脂質異常症, 高血圧, 糖尿病のコントロール, 抗血小板薬により動脈硬化および心血管イベントの抑制を図る。
- 抗血小板薬の第一選択薬であるシロスタゾールは頻脈を生じるために, 運動療法の際に注意する必要がある。

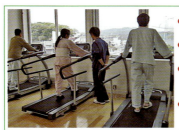

図10　監視下運動療法：トレッドミル歩行

- 1回30分以上, 週3回以上, 3カ月以上継続
- 下肢痛が中等度になるまで歩行し休憩することを繰り返す
- 初めは5分程度の連続歩行が可能な強度にトレッドミルの速度, 勾配を調整
- 処方した負荷で10分程度の連続歩行が可能となれば負荷を増加

2) 運動療法（図10）

- トレッドミル歩行による監視下運動療法（指導者の下）が最も効果的である。
- 虚血性心疾患などの合併があれば症状の出現に注意して, 心電図装着の下で行う。

3) 侵襲的治療（血行再建術）

- 病変部位や狭窄範囲によって血管内治療やバイパス術などが検討される。
- 血管内治療には経皮経管的血管形成術（percutaneous transluminal angioplasty：PTA）やステント留置術がある。

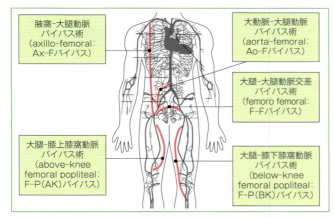

図11　代表的なバイパス術

- 腋窩-大腿動脈バイパス術（axillo-femoral：Ax-Fバイパス）
- 大動脈-大腿動脈バイパス術（aorta-femoral：Ao-Fバイパス）
- 大腿-大腿動脈交差バイパス術（femoro femoral：F-Fバイパス）
- 大腿-膝上膝窩動脈バイパス術（above-knee femoral popliteal：F-P(AK)バイパス）
- 大腿-膝下膝窩動脈バイパス術（below-knee femoral popliteal：F-P(BK)バイパス）

- 外科的治療にはバイパス術がある（図11）。右SFA閉塞に対する人工血管によるF-P(AK)バイパス術（図12a）, 右総腸骨動脈狭窄に対するPTA, ステント留置術, 左EIA閉塞に対するF-Fバイパス術（図12b）施行後の造影CTを示す。
- 術後の合併症がなければ, 可能な限り早期に歩行を開始することが重要である。

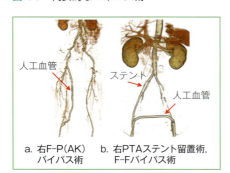

図12　造影CT画像
a. 右F-P(AK)バイパス術
b. 右PTAステント留置術, F-Fバイパス術

（湯口　聡）

知識・治療 編

治療の理解

A. 薬物療法

Q なぜ運動療法を実施する時に，薬物療法について知らなければならないのですか？

A 運動療法の効果・安全性を高めるためには，疾患に対する治療状況を理解することが重要である。

1. 強心薬

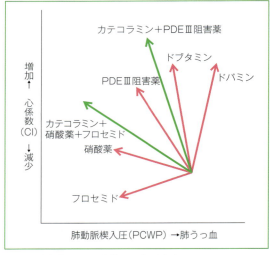

図1　強心薬の血行動態への作用方向

- 強心薬は図1に示すようにそれぞれに作用方向が異なるため，Forrester（フォレスター）分類（図2）と合わせて治療内容について理解する必要がある。
- Forrester分類は，急性心筋梗塞の心不全の重症度を心機能によって把握するための分類であるが，急性心不全の治療指針としても応用されている。

a. 塩酸ドパミン（DOA）

用量により作用が異なるため注意が必要である。
- 0.5～2.0γ：腎血流量増加，利尿作用
- 2.0～5.0γ：心筋収縮力増加，心拍数増加
- 5.0γ以上：強心作用，末梢細動脈収縮による血圧上昇

b. 塩酸ドブタミン（DOB）

- 心筋収縮力増強はDOAの4倍である。
- 心拍数増加は少なく，末梢血管や肺動脈の拡張作用がある。

c. ノルアドレナリン（NAD）

- DOA，DOBでの高用量使用でも昇圧できない場合に使用される。
- 強力な強心作用をもつ。投与中は積極的な運動療法は控える。

A. 薬物療法

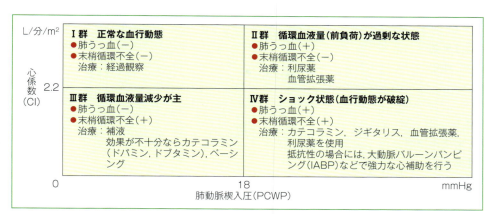

図2 Forrester 分類
(Forrester JS, Diamond GA, Swan HJ : Correlative classification of clinical and hemodynamic function after acute myocardial infarction. Am J Cardiol 39 : 137-145, 1977 より)

d. ホスホジエステラーゼ（PDE）Ⅲ阻害薬

- 強心作用，血管拡張作用をもつ。
- 心拍数増加作用は少ないと考えられており，心筋酸素消費量を増加させずに心拍出量を増加させる。

e. ジギタリス製剤

- 心筋の収縮力を高める（慢性心不全へ使用）。
- 心拍数を減少させ，房室伝導を抑制する（頻拍性上室性不整脈へ使用）。

2. 利尿薬（表1）

	一般名	商品名	主な効果	ポイント
Ca拮抗薬	ジヒドロピリジン系	アダラート®等	血管平滑筋弛緩	降圧効果が高い
	非ジヒドロピリジン系	ヘルベッサー®等	房室伝導抑制	徐脈に注意
RA系阻害薬	ARB	プロプレス®等	アンジオテンシンを阻害	主要臓器保護作用
	ACE阻害薬	カトプリル®等	RA系の抑制	咳嗽の副作用（肺炎予防に応用）
	レニン阻害薬	ラジレス®等	レニン阻害	レニン活性の上昇がない
利尿薬	サイアザイド系	フルイトラン®等	遠位尿細管でNa再吸収抑制	腎不全では無効
	ループ利尿薬	ラシックス®等	ヘンレ上行脚でNaCl再吸収抑制	腎不全でも効果がある
	アルドステロン拮抗薬	アルダクトン®等	アルドステロンを阻害	心不全予後改善効果
	選択的アルドステロン阻害薬	セララ®等	アルドステロン受容体を阻害	
β遮断薬	β₁選択性β遮断薬	テノーミン®等	心拍出量の低下	心不全予後改善効果
	α，β遮断薬	アーチスト®等	β遮断に加えて末梢血管拡張	心不全予後改善効果
	α遮断薬	カルデナリン®等	血管平滑筋弛緩	早朝高血圧に効果

表1 利尿薬・降圧薬の種類
（諸冨伸夫：降圧薬．JOURNAL OF CLINICAL REHABILITATION 22 : 169-173, 2013 より改変）

a. サイアザイド系利尿薬

- 腎機能低下例には無効。
- 主に降圧薬として使用。

b. ループ利尿薬

- 強力な利尿作用。
- 腎機能低下例でも使用可能。
- カリウム喪失性あり。

c. アルドステロン拮抗薬，選択的アルドステロン阻害薬

- カリウムの排泄なく，ナトリウム排泄を促進する。
- 心不全の予後改善効果が認められている。

d. 心房性ナトリウム利尿ペプチド（ANP）

- 強力な利尿作用，血管平滑筋弛緩作用をもつ。
- 心不全時に利用される。

> **留意点**
> - 利尿作用の強弱
> - カリウム保持性の有無
> - 腎機能低下症例への適応

3. その他の循環器系治療薬

循環器系疾患に対する薬物療法は多岐にわたっており，ここでは高血圧や心不全，狭心症に対して臨床上よく用いられる治療薬について解説する（表1）。

a. Ca拮抗薬

- Ca拮抗薬はジヒドロピリジン系薬剤，非ジヒドロピリジン系薬剤の2つに分類される。
- ジヒドロピリジン系薬剤は高血圧治療薬として使用されることが多く，非ジヒドロピリジン系薬剤は上室性不整脈の治療薬として使用される。

b. ACE阻害薬，ARB

- アンジオテンシンⅡには細動脈の収縮，交感神経活性の亢進，体液貯留などの作用がある。
- ACE阻害薬はアンジオテンシンⅡの産生を抑制し，血圧降下作用や，前負荷・後負荷を軽減させ，心筋リモデリングを抑制し，心不全の予後を改善する。
- ARB（アンジオテンシン受容体拮抗薬）はACE阻害薬と同様の効果が得られ，ACE阻害薬よりも空咳の副作用が少ないとされている。

A. 薬物療法

c. β遮断薬
- 心拍数，血圧，心収縮力を低下させる。
- 高血圧や不整脈，労作性狭心症に使用される。
- 心不全（特に拡張型心筋症）に対して心機能，症状，予後を改善すると報告されている。

d. 硝酸薬
- 末梢静脈を拡張し前負荷を軽減すると同時に，末梢動脈も拡張し後負荷を軽減する。
- 冠動脈や側副血行路を拡張する作用もあり，狭心症や急性心筋梗塞の急性期に用いられる。

4. 注意点

a. 運動療法実施可否の判断
現在行われている治療から，循環動態を推測し，運動療法が実施可能か否かを判断する。
- Forrester分類のⅢ群やⅣ群に分類される状態で，DOA・DOBが高用量（5.0γ以上）または，NADが投与されている場合は，積極的な運動療法の実施は控えることが多い（各施設によって異なる）。
- 強心薬・利尿薬投与中には，全身状態の変化が重要で，改善傾向なのか，増悪傾向なのかを投薬状況やその他の所見から総合的に評価し，運動療法の適応を判断する。

b. 薬物療法による心拍数や血圧の変化
運動療法実施時には薬物療法により心拍数や血圧に変化が起こり得ることを理解する（表2）。
- 運動処方は薬物療法の影響を加味して行う必要がある。たとえば，β遮断薬内服中は運動時の心拍応答が低下するため，心拍数での運動処方では過負荷となる恐れがある。
- 運動療法開始後に投薬内容が変更された場合は，安静時・運動時の心拍数や血圧が投薬内容変更前と比べて変動する場合もあり，投薬内容の変更や薬物の効果・副作用について理解することは安全に運動療法を行うために重要である。

薬物	心拍数	血圧	心電図	運動耐容能
β遮断薬	↓(R, E)	↓(R, E)	↓虚血(E)	↑狭心症あり ↓or→狭心症なし
硝酸薬	↑(R) ↑or→(E)	↓(R) ↓or→(E)	↓虚血(E)	↑狭心症あり →狭心症なし ↑or→心不全あり
Ca拮抗薬 ジヒドロピリジン系	↑or→(R, E)	↓(R, E)	↓虚血(E)	↑狭心症あり →狭心症なし
Ca拮抗薬 非ジヒドロピリジン系	↓(R, E)		↓虚血(E)	

表2 薬物の各種指標への影響
↑：上昇，↓：低下，→：変化なし，R：安静時，E：運動時
(牧田茂：狭心症治療薬. JOURNAL OF CLINICAL REHABILITATION 22：1010-1013, 2013 より改変)

（外山洋平）

知識・治療 編

B. 酸素療法，マスク式人工呼吸器

 なぜ運動療法を実施する時に，酸素療法，マスク式人工呼吸器について知らなければならないのですか？

 酸素療法やマスク式人工呼吸器を理解することは循環動態を理解することにつながり，運動療法を安全に実施するために重要である。

1. 酸素療法（O_2）

- 酸素投与方法は低流量システム，高流量システムに分類される。
- 酸素投与には様々な器具が使用されており，それぞれ投与可能な酸素濃度（FiO_2）が異なる（図1）。

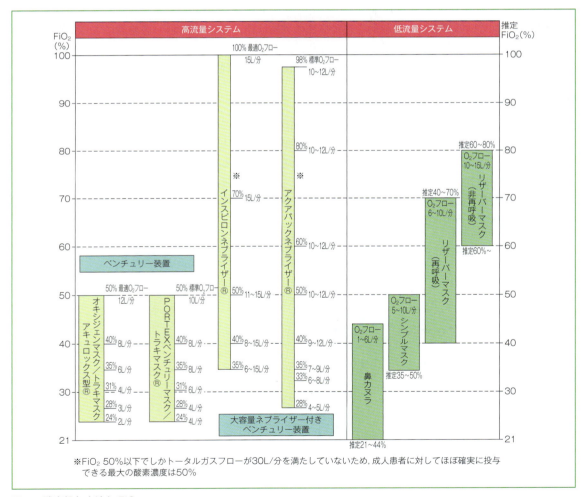

図1　酸素投与方法と FiO_2
（日本呼吸ケアネットワーク：呼吸アセスメント，メジカルビュー社，2006 より）

B. 酸素療法，マスク式人工呼吸器

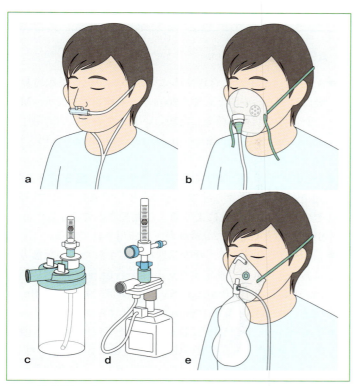

図2　酸素投与器具
a. 鼻カヌラ　b. シンプルマスク　c. インスピロンネブライザー®　d. アクアパックネブライザー®　e. リザーバーマスク

a. 低流量システム

- 患者の1回換気量以下の酸素を供給する方式である。
- 患者の呼吸状態により吸入酸素濃度が変化する。例えば，吸気時間が同じでも1回換気量が大きい場合や，1回換気量が同じでも呼吸回数が多い場合には吸入酸素濃度は低くなる。鼻カヌラ（図2a）やシンプルマスク（簡易酸素マスク：図2b）がこの方式である。

b. 高流量システム

- 患者の1回換気量以上の酸素を供給する方式である。
- 患者の呼吸パターンにかかわらず設定した濃度の酸素を吸入させることができる。ベンチュリマスクやインスピロンネブライザー®（図2c），アクアパックネブライザー®（図2d）がこの方式である。

c. リザーバーシステム（図2e）

- チューブから流れる酸素とリザーバーバックに貯まった酸素を吸入するため，高濃度の酸素を吸入できる。
- 非再呼吸リザーバーマスクの場合は吸入酸素濃度が60％以上に適している。
- 高濃度の酸素を投与するため，酸素中毒やCO_2ナルコーシスの出現に注意する。
- 長期間の使用には適さない。

> **留意点**
> - 心不全増悪後や心臓外科術後，呼吸器疾患を合併する症例では，酸素投与下で運動療法を実施することも多いため，各酸素投与器具の特徴を理解した上で運動療法を実施する必要がある。
> - 酸素化障害の原因を確認し，適切に酸素が投与されているかを評価する。
> - 運動療法実施によって酸素化がどのように変化するか，酸素投与によって引き起こされる合併症がないかを確認した上で，運動療法の実施や負荷強度の設定を行う必要がある。

知識・治療 編

2. マスク式人工呼吸器（adaptive servo ventilation：ASV）

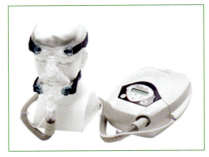

図3　AutoSet CS（帝人ファーマ）

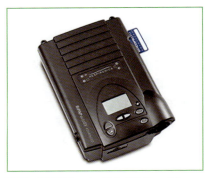

図4　BiPAP auto SV（Philips社）

a. ASVとは

- ASVは，心不全に合併することが多い中枢性睡眠時無呼吸に対する治療器として，2003年，欧州においてResMed社が世界で初めて発売した新しいタイプの非侵襲的陽圧換気（non-invasive positive pressure ventilation：NPPV）装置である。
- わが国では AutoSet CS（帝人ファーマ：図3）とVPAP adapt SV（フクダライフテック）として発売されている。その後，Philips社により新たに開発されたBiPAP auto SV（図4）と合わせて2機種が主に使用されている。
- 2機種の主な違いは，呼吸状態を推定するための評価方法にあり，換気量で推定するvolume-triggered ASV（AutoSet CS，VPAP adapt SV）と，気流で推定するflow-triggered ASV（BiPAP auto SV）に分けられる。
- flow-triggered ASVは設定調節可能な項目が多く，設定方法を熟知し，ある程度の使用経験が要求されるのに対し，volume-triggered ASVは設定項目が少なく自動化されている。循環器科領域ではvolume-triggered ASVが主に用いられている。
- 海外では主に呼吸器科領域を中心に，中心性睡眠時無呼吸に対して使用されている。わが国では，その機能特性によってもたらされる快適な呼気末期陽圧（PEEP）により循環器科領域を中心に心不全に伴う肺うっ血や循環動態の改善目的で臨床使用されている。

b. ASVの特徴

- volume-triggered ASVは，患者の呼吸をモニタリングし呼吸パターンを演算処理することにより，患者個々の呼吸パターンに同調したプレッシャーサポートの供給（synchronization）を可能とする。
- synchronization機能によって作り出される供給圧は自然な呼吸パターンに近い滑らかな波形（ocean wave form）を呈し，快適な陽圧換気を可能とした（図5）。

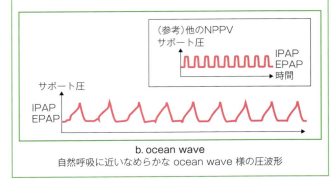

図5　ASVのプレッシャーサポート

B. 酸素療法，マスク式人工呼吸器

- 従来のNPPVは呼吸器疾患を対象として開発されたため，プレッシャーサポートが換気効率を追求した矩形波（吸気時気道陽圧と呼気時気道陽圧を設定された一定の値で供給）となっているが，volume-triggered ASVはsynchronizationとocean wave formの機能が付加されたため，従来のNPPVに比し，大きく忍容性が改善した。
- volume-triggered ASVは，在宅で使用することを目的に設計されており，従来のNPPVと比べ，快適なプレッシャーサポートの供給に加えて，運転音が静かで操作が簡便である。この特性を活かして，心不全の急性期から慢性期までシームレスな継続使用が行われている。

c. 心不全に対する効果

- 睡眠時呼吸障害を伴う心不全患者だけではなく，伴わない患者に対しても同様に有効との報告が散見される。
- ASVの心不全患者に対する作用機序を図6に示す。持続的にPEEPを加えることで胸腔内圧が上昇して静脈還流量が減少し，心臓の前負荷が軽減される。また，不規則な呼吸の安定化による交感神経活性の抑制と，心臓周囲圧が上昇し心臓収縮サポートにより後負荷が軽減されると考えられている。さらに酸素化を補助しながら呼吸筋の仕事量を減少させることで，呼吸筋疲労を軽減させる。これらの機序により心不全の改善に作用していると想定されている。
- 慢性心不全患者におけるASVの効果についての報告[12]では，急性効果としては主に後負荷軽減と関連した心拍数・血圧の低下及び心拍出量の増加がみられたとしている。慢性効果についても検討されており，左室と左房を逆リモデリングさせ，左室機能と心拡張能，僧帽弁逆流の程度を改善させたとされている。
- 運動耐容能に関しては，ASVの使用により慢性心不全患者の最大運動負荷量，最大酸素摂取量，無酸素性作業閾値での酸素摂取量が有意に向上したとの報告[13]がある。心疾患患者における最大酸素摂取量の上昇は死亡率を低下させるといわれており，ASVの使用は心不全患者の予後を改善させる可能性があると考えられる。今後は運動療法との相乗効果での更なる予後改善の可能性も期待される。

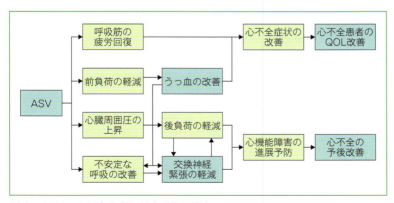

図6 ASVの心不全患者に対する作用機序
（百村伸一：Adaptive Servo Ventilation（ASV）の心不全に対する治療オプションとしての可能性と今後の展望．Therapeutic Research 35：261-275, 2014 より）

（外山洋平）

C. カテーテル治療

 なぜ運動療法を実施する時に，カテーテル治療について知らなければならないのですか？

 治療後の血行再建状態を理解することは，運動療法を安全に実施するために重要である。

1. 冠動脈造影検査

- 虚血性心疾患の診断には冠動脈造影（coronary angiography：CAG）が行われることが多い。
- 評価法としては，米国心臓協会（AHA）の冠動脈分類がある。全冠動脈を15のセグメントに分け，その番号で簡潔に表現できるようになっている。冠動脈の狭窄度は狭窄前後の健常部と思われる部位を100％として，それに対する狭窄内径の％を100から差し引くことにより表示する。通常は多方向から撮影したもののうち，狭窄が最も強くみえる造影で計測する。
- TIMI（thrombolysis in myocardial infarction）分類は閉塞・狭窄部位よりも末梢の血流程度を評価する際に使用される分類である。カテーテル治療後の血流の評価に使用されることもある。

AHAのセグメント分類や狭窄度分類，TIMI分類については「第7章D. 虚血性心疾患」を参照のこと。

2. カテーテル治療の適応

デバイスの進化に伴い，経皮的冠動脈インターベンション（percutaneous coronary intervention：PCI）の適応は拡大しており，禁忌以外の状態では症例毎に適応が検討される。

- 狭心症（AP）
- 急性冠症候群（ACS）
- 急性心筋梗塞（AMI）

表1　虚血性心疾患の種類

- LMT病変
- 冠動脈3枝のうち，2枝が完全閉塞している場合の第3枝病変（高度の広範な多枝病変）
- 重要な側副血行路を供給している冠動脈病変

表2　PCIの禁忌

- 基本的には表1のような虚血性心疾患で狭窄率は75％以上の場合が適応となる。
- PCIは表2に挙げられるような，重要な血流供給を担う冠動脈に対する治療が禁忌とされている。
- 表2の3つ以外にも，高度石灰化病変，びまん性狭窄病変やPOBA（後述）やステントによるPCI成功率は低く，適応とならない場合が多い。
- 禁忌とされる病変に関しては基本的には冠動脈バイパス術の適応となるが，現在はLMT病変や左心機能低下した3枝病変，2枝完全閉塞に対しての薬剤溶出ステント（drug eluting stent：DES）治療が試みられており（後述），今後はPCI，冠動脈バイパス術，薬物療法との間で新しく住み分けが行われることが予想される。

C. カテーテル治療

3. カテーテル治療の手技・種類（図，表3）

種類	デバイス	方法
POBA	バルーン	バルーンで狭窄部位を拡張する
BMS	ステント	ステントを留置し，狭窄部位を拡張する
DES	ステント	ステントを留置し狭窄部位を拡張。ステントから狭窄予防の薬剤が溶出する
ロータブレータ	バー	ダイアモンドでできたバーを高速回転させてプラークを削り取る
DCA	カッター	カッターでアテロームを削り取る

表3 デバイスの種類
POBA（plain old balloon angioplasty）：経皮的古典的バルーン血管形成術，BMS（bare metal stent）：金属ステント，DES（drug-eluting stent）：薬剤溶出ステント，DCA（directional coronary atherectomy）：方向性冠動脈粥腫切除術

a. PCIの手技（図）

- 病変部にガイドワイヤを通過させ，それに沿わせてバルーンを病変部に進める。
- バルーンを拡張し，プラークを押しつぶして血管を広げる。
- ステントを乗せたバルーンを病変部へ進め，バルーンを拡張することでステントを拡張し留置する。

b. 種類

- **DES**が注目され，わが国では2004年5月から使用可能となった。DESは金属ステント（bare metal stent：BMS）よりも再狭窄が少ないという臨床試験が数多く報告されている。
- シロリムス溶出ステント（Cypher®）やパクリタキセル溶出ステント（Taxus®）を中心に，現在ではEndeavor®，Nobori®，XIENCE PRIME®，PROMUS Element™，Resolute Integrity™など，さまざまなDESが使用可能である。

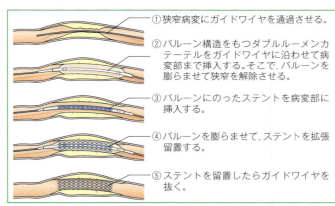

① 狭窄病変にガイドワイヤを通過させる。
② バルーン構造をもつダブルルーメンカテーテルをガイドワイヤに沿わせて病変部まで挿入する。そこで，バルーンを膨らませて狭窄を解除させる。
③ バルーンにのったステントを病変部に挿入する。
④ バルーンを膨らませて，ステントを拡張留置する。
⑤ ステントを留置したらガイドワイヤを抜く。

図 PCIによるステント留置術

4. カテーテル治療後のリハビリテーション

a. 意義

- **運動耐容能低下の早期の是正**：虚血性心疾患患者では主に運動誘発性心筋虚血に加え，安静臥床に伴う身体活動性の低下により運動耐容能低下を認める。運動療法によりこれらを是正し，早期の社会復帰を目指す。
- **冠危険因子の是正・二次予防**：生命予後改善のために，高血圧や糖尿病，脂質異常症などの冠危険因子の是正と二次予防が重要で，それらに対する運動療法はエビデンスレベルAとなっている[15]。

b. 注意点

- 運動療法は，運動負荷に伴う心筋虚血症状や心電図変化を常時モニタリングしつつ実施する。
- 不整脈の出現（持続性心室頻拍や心室細動，伝導障害など）や急激な血圧上昇・低下にも注意する。
- PCI施行後には再灌流の可否や残存狭窄の有無を必ず把握し，運動療法実施に伴う心筋虚血誘発の危険性や虚血出現の有無を確認する。

（外山洋平）

D. バイパス手術

 なぜ運動療法を実施する時に，バイパス手術について知らなければならないのですか？

 手術の特徴や手術による血行再建の状態を理解することは，運動療法を安全に実施するために重要である。

1. 適応

冠動脈バイパス術(coronary artery bypass grafting：CABG)は，虚血性心疾患に対する治療法の一つである。

- 冠動脈造影(CAG)による狭窄率の評価
- 心筋虚血の評価(自覚症状，負荷心電図，負荷心筋シンチグラフィ，負荷心エコーなど)

表1　行われる評価

1枝病変	左前下行枝(LAD)の近位部病変
	PCI困難な病変の形態
	PCI不成功例
2枝病変	LAD近位部病変を含む
	LAD近位部病変がPCI困難な病変の形態
	重要な側副血行路を有する場合
3枝病変	原則CABGの適応
左主幹部(LMT)病変	原則CABGの適応
その他	PCI後の再狭窄を繰り返す例

表2　冠動脈バイパス術の適応

- 術前には冠動脈の狭窄率・心筋虚血の評価を行い，適応が検討される(表1)。CABGは表2に示す様な症例に対して行われる。
- CABGの**利点**は多枝病変の完全血行再建が一期的に行えること，長期予後が良好なことが挙げられる。
- **欠点**は侵襲が大きく，脳梗塞や創感染などの特有の合併症があること，冠動脈インターベンション(percutaneous coronary intervention：PCI)に比べて入院期間が長いこと，美容上の問題が挙げられる。
- 近年ではPCIの適応が拡大しており，CABGの適応と思われる病変であっても，腎機能障害やその他の合併症を考慮しPCIが適応される場合もあり，適応や利点・欠点を総合的に判断し，CABG・PCIが選択される。

2. 術式

CABGは人工心肺の使用の有無により大きく2種類に分けられ，各々適応となる病態は異なる(表3)。
- **人工心肺を使用しないもの**としては，off-pump CABG(OPCAB)があり，人工心肺を使用せず，心拍動下にて手術が行われるため，脳神経系や呼吸器，腎臓などの臓器障害の危険性が減少する。わが国で行われているCABGの60％以上がOPCABであると報告されている。
- **人工心肺を使用するもの**としては，心停止下で行われるconventional CABG(心停止，人工心肺補助下にて手術)と，心拍動下で行われるon-pump beating CABG(人工心肺を補助に心拍動下にて手術)がある。

D. バイパス手術

off-pump CABG (OPCAB)	頚部・脳血管病変合併例，腎機能低下例	
	慢性呼吸不全例	
	低左心機能例	
	超高齢者　など	
	※人工心肺を用いなくても手術が可能な症例は上記以外の状態でも適応となる．	
心停止下 (conventional CABG)	血行動態が安定しない症例	
	心拍動下では露出や固定が得られない冠動脈に有意な狭窄が存在する症例	
心拍動下 (on-pump beating CABG)	再手術例で癒着の剥離が必要な症例	
	OPCAB中に循環不全となった症例	

表3　それぞれの術式毎の適応

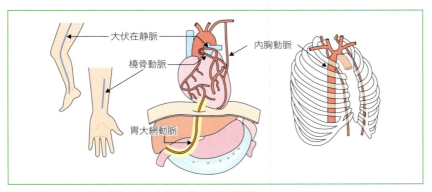

図　冠動脈バイパス手術に用いられるグラフトの部位

	動脈	静脈
グラフト	ITA, GEA, RAなど	SVG
利点	●冠動脈吻合部まで動脈を離断せず吻合可能（グラフトの長さによる） ●動脈硬化が少なく，長期の開存が期待できる	●下肢の表在を走行しており，採取が容易 ●SVGを採取しても機能障害はない
欠点	●動脈を採取するため，その末梢の血流が不良となる場合がある	●血液供給血管との吻合が必要であり，吻合箇所が増える ●静脈弁があり，弁が抵抗となり開存率が下がる

表4　グラフトの特徴

- CABGに用いるグラフトには内胸動脈（internal thoracic artery：ITA），伏在静脈グラフト（saphenous vein graft：SVG），胃大網動脈（gastroepiploic artery：GEA）が多く用いられる．その他には橈骨動脈（radial artery：RA）や下腹壁動脈もグラフトに用いられる場合もある（図）．
- グラフトの開存率は静脈よりも動脈が高いとされており，動脈グラフトが多く用いられている．しかし，動脈グラフトは長さや本数が制限されるため，緊急手術例などでは静脈グラフトが選択される（表4）．

3. バイパス手術後の運動療法

表5　運動療法の意義
- 異常反応の早期発見
- 運動耐容能の早期の是正
- 冠危険因子の是正・二次予防

a. 意義（表5）

- CABG後は，運動療法実施による心血管反応や各種神経障害などの異常反応を早期に発見することも重要である。
- 術前の心筋虚血症状に加え，術後の安静臥床に伴う身体活動性の低下により運動耐容能は低下する。運動療法により是正し，早期の社会復帰を目指す。
- 運動療法の実施はバイパスグラフトの開存率を増加させるとも報告されており，生命予後改善のために，冠危険因子の是正と二次予防が重要である。

表6　運動療法実施時の注意点
- 術後の循環動態の変化
- 虚血症状の出現
- 不整脈の出現
- 血圧の低下
- 術創部の保護

b. 注意点（表6）

- 術後は一過性に心機能が低下するため，カテコラミンや一時的ペーシングなどによって循環動態の安定が図られる。
- 呼吸・循環動態，水分バランスなどを多角的に評価し，運動療法を実施する。
- CABGで吻合された冠動脈を確認し，運動療法の実施に伴う心筋虚血症状・心電図変化の有無を確認する。
- 運動負荷に伴う不整脈の出現をモニタリングしつつ実施する。
- バイパスグラフトへの血流を考慮し，運動時には血圧の上昇よりも低下に注意する。
- 胸骨正中切開が行われている場合は，体動時の創部の保護にも留意し指導を行う。

（外山洋平）

E. 弁置換，弁形成

 Q なぜ運動療法を実施する時に，弁置換・弁形成術について知らなければならないのですか？

 A 弁置換・弁形成術は術前の病態を把握する必要があり，弁膜症手術の内容によって運動療法のバイタル基準が異なるために重要である。

1. 弁膜症の病態（図1，2）

　心臓弁膜症は，「狭窄症」と「閉鎖不全症（逆流症）」に分類される。僧帽弁と大動脈弁が最も重要な弁で，以下の4つが代表的な弁膜症である。

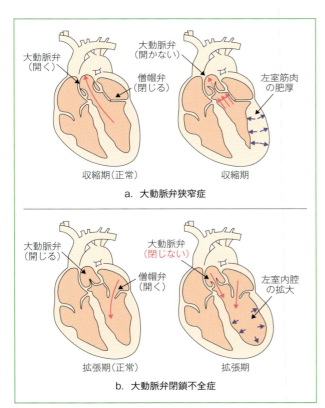

図1　大動脈弁の狭窄と不全

a. 大動脈弁狭窄症（aortic stenosis：AS）（図1a）

- 心臓は狭い弁口を通し，血液を送り出そうとするために，心臓の筋肉が肥厚する。
- 進行すると，厚くなった心筋に十分な血液が流れなくなり，狭心症を起こしたり，脳への血液が不足して失神を起こす。
- 症状が出現しだすと，突然死の危険性もあり，早めに治療をする必要がある。

b. 大動脈弁閉鎖不全症（aortic insufficiency）（図1b）

- 心室はある一定量の血液を全身に送り出そうとし，心室内腔が大きくなり，一度に多くの血液を送り出すことにより，全身の循環を維持しようとする（代償期）。
- 初期には無症状に経過するが，心臓の代償機能が限界に近づくと，息切れ，呼吸困難，むくみ，肺うっ血などの症状が出現する。また，狭心症の症状も出現するようになる。

c. 僧帽弁狭窄症（mitral stenosis：MS）（図2a）

- 左房に血液がたまり左房が拡大する。左房に血液が貯留することから，肺うっ血を引き起こし，労作性呼吸困難などの症状が出現する。
- 左房が大きく引き伸ばされるため，心房細動を生じることが多く，また心房細動と左房内の血液の

知識・治療 編

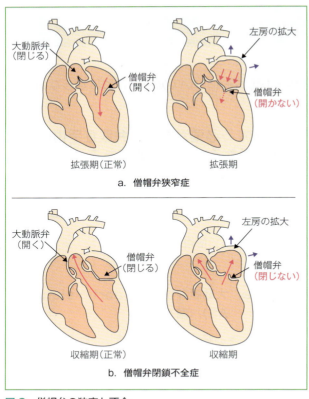

図2 僧帽弁の狭窄と不全

うっ滞により左房内に血栓ができやすく，脳塞栓症，四肢動脈塞栓症を起こして発見されることも多々ある。

d. 僧帽弁閉鎖不全症（mitral insufficiency）（図2b）

- 左房に血液が逆流するために拡大する。
- 心室はある一定量の血液を全身に送り出そうとするために，内腔が大きくなり，一度に送り出す血液を多くすることにより（心腔の拡大），全身の循環を維持する。
- 左房が大きく引き伸ばされるため，心房細動を生じることが多く，また病状が進行すると肺うっ血，心不全などの症状が出現する。

2. 手術適応（表1）

表1に大動脈弁，僧帽弁の手術適応を示す。

大動脈弁	僧帽弁
狭窄症	狭窄症
● 狭心症，失神発作，左心不全 ● 弁口面積 0.75 cm² 以下 ● 左室−大動脈圧較差 50 mmHg 以上 ● 僧帽弁狭窄症の合併	● 中等度以上の僧帽弁閉鎖不全症を合併している ● 僧帽弁の石灰化が強い場合
閉鎖不全症	閉鎖不全症
● NYHA I 度で左室収縮末期径（LVDs）55 mm 以上または左室拡張末期容積（LVEDV）55 mL/cm² 以上 ● NYHA II 度以上で大動脈弁閉鎖不全症による心不全症状の自覚があるもの	● NYHA I 度で EF60％以下で左室収縮末期径（LVDs）45 mm 以上 ● NYHA II 度以上で僧帽弁閉鎖不全症による心不全症状の自覚があるもの

表1 手術適応（NYHA〔New York Heart Association〕心機能分類）

E. 弁置換，弁形成

3. 弁置換・弁形成術（表2）

	弁形成 人工腱索 矩形切除 弁輪形成	生体弁	機械弁
長所	左室機能は温存 ワルファリンによる 抗凝固療法が不要	血栓を生じにくい（抗凝固療法は原則的に不要） 血行動態に支障をきたしにくい	耐久性に優れる
短所	特にないが，再手術になることがある	耐久性が劣る（弁の破壊，石灰沈着が生じやすい）	ワルファリンによる抗凝固療法が一生涯にわたり必要
適応	心エコーにより形成の可能性が高い場合	高齢者 妊娠・出産を希望する若年女性 出血性素因の合併症がある患者	左の生体弁の適応以外の患者

表2 弁置換・弁形成術の長所・短所・適応

- 弁置換・弁形成術の長所・短所・適応を**表2**に示す。
- 機械弁による弁置換術後の抗凝固療法にはワルファリンを用いるが，ワルファリンには催奇形性があるため，妊娠・出産を希望する女性には生体弁を用いる。

4. 弁置換・弁形成術後のリハビリテーション

a. 意義

- 弁膜症症例は，手術前より心不全状態を呈していることがあり，術前の活動量が低下していた患者に対しては，離床基準に沿って速やかに離床を進め，臥床によるADL能力低下を最小限に抑える必要がある。

b. 注意点

- 弁膜症術後には，心房細動発生率が高く，運動療法実施前にその旨を患者に対しても伝えておく必要がある。
- 弁膜症による心不全コントロール後に手術を行った症例は，術前に飲水制限を課せられることが多く，そのため術後にも飲水を控える傾向にあるため，術後は脱水にならないよう説明が必要となる。
- 弁形成術後は，形成部位に過度のストレスをかけないよう，血圧を厳重に管理する必要がある。収縮期血圧は130〜150 mmHg以下に抑える必要がある。

> **術前・術後の留意点**
> - 術前の心不全状態の有無，術前活動量の確認
> - 術後は不整脈発生頻度が高い
> - 飲水量のチェック，運動時バイタルチェックが必要

（花房祐輔）

知識・治療 編

F. 人工血管

Q なぜ運動療法を実施する時に，人工血管について知らなければならないのですか？

A 人工血管は，原疾患・手術箇所により運動療法における注意点が異なるため，知っておくことが重要である。

1. 大動脈疾患の病態

大動脈に対する人工血管置換術適応となる症例には，大動脈瘤と大動脈解離がある。それぞれの病態は「第7章E．大動脈疾患」を参照のこと。

2. 大動脈疾患の手術

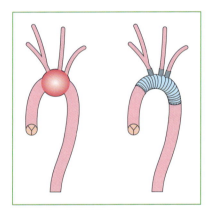

図1　人工血管置換術

a. 人工血管置換術（図1）

- 人工心肺を用い，脳保護のために上行大静脈からの逆行性脳灌流，弓部分枝からの選択的脳灌流などが行われる。
- 術後の血圧上昇による吻合部からの出血を考慮し，収縮期血圧の上限は150〜160 mmHg未満とされることが多い。
- 大動脈解離のうち，Stanford（スタンフォード）分類A型の急性大動脈解離に対しては上行血管置換術が行われ，定義上はStanford分類B型の解離が残存し，解離部位に関しては保存的に血栓化を待つ治療が行われる。その場合，医師に進行の可否，基準についての確認を行う必要があるが，最近では収縮期血圧を安静時130 mmHg未満，運動時150 mmHg未満の管理が行われていれば，術後のCTでの解離部位のフォローアップを行いながらその他の心臓血管外科術後と同様のプログラムで離床を進める施設も多くなっている。

b. 大動脈基部置換術（図2）

大動脈弁と冠動脈を含め大動脈基部を再建する方法である。

1) composite graft（人工弁機能付き人工血管）再建法
- Bentall（ベンタル）法，Cabrol（カブロール）法（Bentall変法）などがある。

2) 自己弁温存術式
- 自己の大動脈弁は温存し，基部のみを人工血管で再建する方法である。
- 大動脈弁自体の変化が少なく，弁輪の拡大や大動脈弁閉鎖不

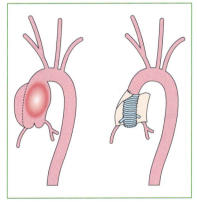

図2　Bentall変法

F. 人工血管

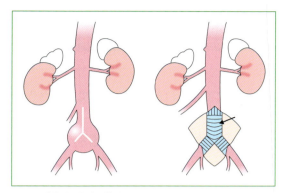

図3 腹部大動脈置換術

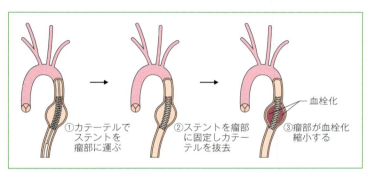

図4 ステントグラフト内挿術

全症が軽度であることが適応条件である。

c. 腹部大動脈置換術（図3）

- 瘤の進展範囲によって選択する人工血管の形状が異なり，図3のように総腸骨動脈にかかる場合には，Y型人工血管（Yグラフト）が用いられる。
- 終末大動脈が正常で，同部位での末梢側吻合が可能な場合には，I型人工血管（Iグラフト，チューブグラフト）が用いられる。
- 総腸骨動脈が瘤化し，同部位での吻合が不可能な場合には，Y型人工血管の脚を内腸骨動脈に吻合して外腸骨動脈に人工血管を延長（右側），あるいはY型人工血管の脚を外腸骨動脈に吻合して内腸骨動脈に延長（左側）する。内腸骨動脈を再建せず，結紮されることもあるが，その際には術後に臀筋跛行（歩行時に臀筋の疼痛）が生じることがある。

d. その他の外科的方法（図4）

- 下行大動脈で重要分枝にかからない部位の病変には，経カテーテル的ステントグラフト内挿術が行われる。

3. 人工血管置換術後のリハビリテーション

a. 意義

- 安静時だけでなく，運動時の血圧応答をチェックすることで，降圧管理が適正か否かを判断する材料になる。
- 進行基準を逸脱する場合には，降圧療法に関して医師と相談の上，リハビリテーションプログラムの進行や安静度を調整していく必要がある。

b. 注意点

- 残存解離のある場合や，ULP（ulcer-like projection；局所的に内膜を突出して偽腔のほうへ顔を出しているが，真腔−偽腔の交通は認めないもの）がある場合には，前述の基準血圧を10〜20 mmHg下げて管理する場合がある。

留意点
- 動作時の血圧管理
- 残存解離の有無
- ULPの有無
- CTでのフォローアップ

（花房祐輔）

G. デバイス治療（ペースメーカ，植込み型除細動器付き心室再同期療法，植込み型除細動器など）

 Q なぜ運動療法を実施する時に，デバイス治療について知らなければならないのですか？

 A デバイス治療は，各機器の特徴を理解し，運動療法の形態を選別することが重要となる。

1. 病態とデバイス選択

デバイス治療としては，徐脈性不整脈に対してのペースメーカ，心不全治療の一環としての心臓再同期療法（cardiac resynchronization therapy：CRT）や植込み型除細動器（implantable cardioverter-defibrillator：ICD）などのデバイス植込み（device implantation：DI）が挙げられる。

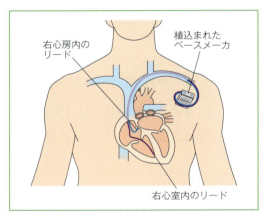

図1　ペースメーカ

絶対適応
●めまい，失神，心不全症状などの症状を伴う徐脈（徐脈の種類を問わない） ●無症状でも3秒以上の心停止 または， 脈拍＜40回/分を認める場合

相対適応
●Ⅲ度房室ブロック（完全房室ブロック） ●Ⅱ度房室ブロック（MobitzⅡ型）

表1　ペースメーカの適応

a. ペースメーカ（図1）

1) ペースメーカの適応（表1）

- ペースメーカは洞不全症候群，房室ブロック（完全房室ブロックやMobiz〔モビッツ〕Ⅱ型ブロック），徐脈性心房細動などの**徐脈性不整脈に対して植込みが行われ，設定レート以下の徐脈が生じた場合にペーシングでバックアップを行う**。
- 表1のように，絶対適応，相対適応があるが，絶対適応のように症状の出ない場合でも，突然死のリスク回避のために相対適応が設けられている。

2) ペースメーカの機能表示コード（表2）

- ペースメーカの種類は，主にアルファベット3文字の機能表示コードで表される。

【例】
　DDD：心房，心室の両方をペーシングして心房，心室の両方の電位を検出し，心房，心室の両方で応答するモード
　VVI：心室の電位を検出し，電位が感知できない際に心室に刺激を与えるモード

- アルファベット3文字以外にも，4，5文字の機能表示コードがある。この場合，4文字目はプログラム可変性や心拍可変性を，5文字目は抗頻拍機序を表す。

G. デバイス治療（ペースメーカ，植込み型除細動器付き心室再同期療法，植込み型除細動器など）

①②③型
①ペーシング位置 　A：心房，V：心室，D：心房と心室
②感知位置 　O：なし，A：心房，V：心室，D：心房と心室
③ペーシング反応 　O：なし，I：抑制，D：心房感知に反応して心室ペーシングを打つ

表2　ペースメーカの機能表示コード
主に用いられるのは，DDDとVVIである．

- 心室細動，心室頻拍で心肺停止・失神・ショックになったことがある症例
- 拡張型心筋症や虚血性心疾患による低心機能があり十分な薬物治療を行っても慢性心不全（NYHA分類のクラスⅡ，Ⅲ）が持続している症例
- 拡張型心筋症や虚血性心疾患による低心機能があり非持続性の心室頻拍
- 頻拍が認められ，誘発テストで持続性心室頻拍，心室細動が誘発される症例
- 心疾患があり，原因不明の失神があって誘発テストで持続性心室頻拍，心室細動が誘発される症例
- Brugada症候群やQT延長症候群など心室頻拍，心室細動を起こしやすい疾患を有する症例

表3　ICDの主な適応

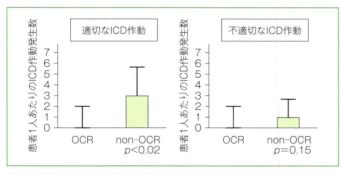

図2　運動療法とICD作動発生率
82例の虚血性心疾患を背景とするICD植込み患者における検討．平均5.3 METsの運動療法を実施する症例（OCR）は，平均3.5 METsしか運動していない（non-OCR）と比べ，適切および不適切なICD作動が少なかった．
(Davids JS, McPherson CA, Earley C, et al：Benefits of cardiac rehabilitation in patients With Implantable cardioverter-efibrillators：A Patient Survey. Arch Phys Med Rehabil 86：1924-1928, 2005 より改変)

3）心拍数調整機能

- 運動療法を実施するにあたり重要な機能として，身体活動や緊張・興奮などの生理的な要求に対して，ペースメーカの設定心拍数を自動的に調整する心拍数調整（rate response）機能がある．rate response機能は，そのセンサによって作動の様式が異なる．
- センサの種類としては，ペースメーカ本体の動きを検出して反応させる**加速度計**，患者の呼吸の変動を検出する**分時換気量**，心筋の収縮増強を検出する**closed loop system**などがある．
- 加速度計しかないデバイスでは，エルゴメータでの運動中は本体の動きが乏しく，rate response機能の応答がみられないが，歩行などの負荷でデバイスの移動を検出した際には応答があるため，運動負荷試験や運動療法ではトレッドミルや歩行負荷を用いるなどの工夫が必要となる．

b. 植込み型除細動器（ICD）

1）ICDの適応（表3）

- 日本循環器学会作成の「不整脈の非薬物治療ガイドライン」，アメリカのAHA/ACCのガイドライン，欧州ESCのガイドラインなどを参考に決定されるが，心室頻拍（VT），心室細動（VF）が認められる，もしくは将来的に起こす可能性が高い患者が適応となる．

2）ICD植込み後の運動療法

- ICD植込み後に運動療法を行うことの効果については報告が多数あり，虚血性心疾患患者における外来心臓リハビリテーション介入がショック作動の回数を減らすとい

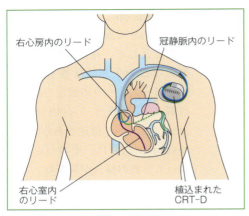

図3　植込み型除細動器付きCRT（CRT-D）

う報告（図2）や，ショック作動に対しての不安に伴ううつ症状への改善効果などがある。
- ICD植込みはVT/VFのリスクをもつ患者に行う背景があるため，運動療法においても不整脈のモニタリングが重要となる。

3）VT/VFゾーン
- 運動療法の開始に際して，VT/VFの治療開始設定（VT/VFゾーン）を確認することが必要となる。
- 治療は設定された心拍数以上で開始されるため，その設定心拍数を確認しなければならない。

c. 心臓再同期療法（CRT），植込み型除細動器付きCRT（CRT-D）（図3）

- NYHA（New York Heart Association）心機能分類Ⅲ度以上の心不全に植込みを検討するのが一般的な適応である。
- 植込み患者は低心機能の慢性心不全患者であるということを念頭におき，患者指導や運動療法を実施していく必要がある。
- 除細動機能のついたCRT-D患者では，前述のICDと同様に頻拍治療の設定に関しても確認する必要がある。

2. デバイス治療後のリハビリテーション

- DI後のリハビリテーションは，ショックデバイスの作動頻度を減少させる効果が報告されており，積極的な介入をするべきである。
- 注意点として，作動基準の心拍数に到達する運動負荷は避けることが望ましく，特に心房細動例では心拍数が上昇しやすいため運動時の心拍数には注意を払う必要がある。
- デバイス本体やリードそのものへの直接衝撃が加えられる状況や，反復的力学的ストレスが持続的に加えられないよう，運動の種類を選択すべきである。

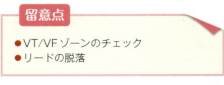

留意点
- VT/VFゾーンのチェック
- リードの脱落

（花房祐輔）

H. 補助人工心臓

 Q なぜ運動療法を実施する時に，補助人工心臓について知らなければならないのですか？

 A 補助人工心臓は，特殊な循環動態をもっており，機器の管理に対して独自の患者指導が必要となる。

1. 補助人工心臓（ventricular assist device：VAD）とは？

VADは，大きく分けて自己心臓を温存し自己心の近傍に設置され血液ポンプを体外に設置するタイプ（体外設置型）と，体内に収納するタイプ（体内植込み型）がある。現在国内で健康保険が適用され，実際に臨床で用いられているVADは，体外設置型としては東洋紡社製（現NIPRO社製）国立循環器病センター型（1994年〜），AbioMed社製BVS 5000（2001年〜），体内植込み型としては，SunMedical社製EVAHEART，Terumo社製DuraHeart（各2011年〜）がある（図1）。

a. 体外設置型VAD

- 国内におけるVAD使用総数の7割程度を占めるNIPRO社製国立循環器病センター型VAD（図1a）は，体外設置型に分類される。
- 左室心尖部より脱血し，ポンプを介して3〜4L/分の血液を，自己心と同様拍動流として大動脈へ送血する構造となっている。
- 空気駆動式のポンプを用い，コンプレッサーを内蔵した駆動装置とチューブでつながっている。

b. 体内植込み型VAD

- 体内植込み型VAD（図1b，c）は，回転型の遠心ポンプ方式を用いることで，従来型の空気拍動式のものと比べ，ポンプ，および駆動装置の小型化が可能となり，ポンプを体内に設置することができるようになった。
- 高いポンプ性能を誇り，最大約10L/分前後の補助流量を得ることが可能となっている。また，このポンプは遠心

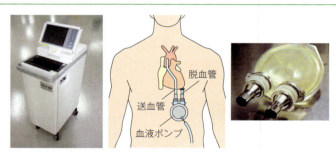

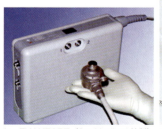
a. 国立循環器センター型VAD（NIPRO社製）

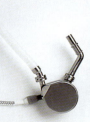
b. EVAHEART（SunMedical社製）

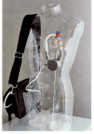
c. DuraHeart（Terumo社製）

図1 わが国で用いられている補助人工心臓

知識・治療 編

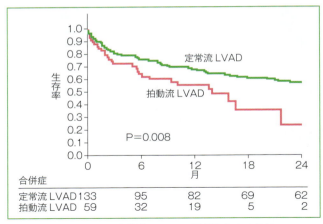

図2 拍動流LVADと定常流LVADの累積生存率の比較
心臓移植の適応のない症例200例を対象に定常流LVADと拍動流LVADに2：1にランダマイズし長期成績を比較したところ、2年生存率は拍動流24±11％に対して定常流は58±5％と2倍以上高く、主要合併症発生率も有意に低値であった。
(Slaughter MS, Rogers JG, Milano CA, et al：Advanced heart failure treated with continuous-flow left ventricular assist device. N Eng J Med 361：2241-2251, 2009 より)

ポンプにより常時一定量の駆出が行われる方式のものであることから、前述の拍動流型のものに対し、定常流型とも呼ばれている。

c. 体外設置型と体内植込み型の治療成績

図2は、拍動流LVADと定常流LVADの生存率をみた報告であるが、定常流の方が高い生存率であることがわかる。

2. VADの運動療法の進め方

a. 術後急性期リハビリテーション（図3）

- 術後翌日より全身状態のチェックを行い、必要であれば関節拘縮予防・改善目的にベッド上より理学療法を開始し、各患者の身体状態に応じて、段階的に離床を進めていく。
- VAD装着症例の多くは、術前に重度心不全による長期臥床を強いられ、廃用症候群を呈している場合が少なくない。そのため、離床に伴う姿勢変化により静脈還流の低下が生じ、VAD血液ポンプの脱血不良による血圧低下、めまいを引き起こすことがあるために注意を要する。

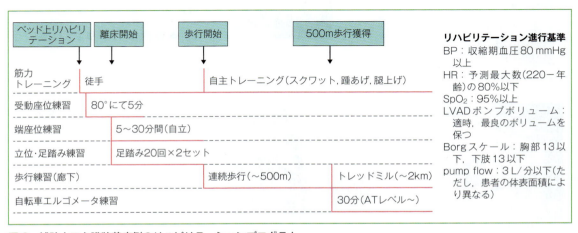

図3 補助人工心臓装着症例のリハビリテーションプログラム

H. 補助人工心臓

b. 維持期のリハビリテーション

- 500 m程度連続歩行可能となった時点で心肺運動負荷試験(cardiopulmonary exercise testing：CPX)を実施する。
- CPXにおける負荷には自転車エルゴメータを使用し，症候限界性のランプ負荷(10 W/分)で実施し，その結果をもとにトレーニング負荷を決定する。
- 嫌気性代謝閾値(anaerobic threshold：AT)レベルの負荷を自転車エルゴメータによる運動療法の負荷強度として設定(AT算出不可の際には負荷強度を10 Wに設定)し，その後はBorgスケール11〜13の範囲で負荷を調整することでトレーニング負荷を決定していく。
- 1カ月おきにCPXを行い，負荷強度の修正を行いながら運動療法を継続していく。

> **留意点**
> VADの運動療法での負荷量は①ATレベル，②Borgスケール11〜13の2つの指標から決定する。

3. VADのリハビリテーション

- VADの種類(体外設置型・植込み型)によらず，速やかな離床はその後のADL動作獲得，QOLの維持向上に不可欠である。
- 植込み型VADの場合は，自宅復帰・社会復帰を念頭に入れ，積極的なリハビリテーションプログラムの導入が必要となる。
- VAD装着患者は，血液ポンプ内に血栓形成をきたすリスクがあるため，ワルファリンを適用した抗血栓療法が行われ，さらに抗血小板療法を併用されることから，易出血性を考慮し，転倒などを予防するための病室内の環境整備を行う必要がある。
- 体外設置型ではポンプ－自己心間のチューブ，体内埋込み型ではコントロールケーブルが体表に露出しているため，それらが引っかかり牽引されないようにラインの取り回しについて，患者への指導が重要である。

> **留意点**
> ①易出血性
> ②病室内の環境整備
> ③ドライブラインやコントロールケーブルの取り回しに関する指導

(花房祐輔)

I. 悪液質

Q なぜ運動療法を実施する時に，悪液質について知らなければならないのですか？

A 悪液質は，炎症に伴う異化亢進状態であり，運動療法導入の時期，負荷量に留意することが重要である。

1. 悪液質（cahexia）とは

必須条件：悪液質の原因疾患（慢性疾患）があり，以下のいずれかに該当
● 12ヵ月以内に5％以上の体重減少 ● BMI 20 kg/m² 未満
必須条件に該当し，以下の5項目中3項目に該当すれば悪液質と診断
①筋力低下 ②疲労 ③食思不振 ④除脂肪指数の低下 ⑤検査値異常（CRP 0.5 mg/dL 以上，ヘモグロビン 12.0 g/dL 未満，アルブミン 3.2 g/dL 未満）

表1 成人における悪液質の診断基準
(Evans WJ, Morley JE, Argilés J, et al：Cachexia：a new definition. Clin Nutr 27：793-799, 2008 より改変)

Evans ら[25]は悪液質とは「併存疾患に関連する複雑な代謝症候群で，筋肉の喪失が特徴である。脂肪量の減少の有無に関わらず，顕著な臨床的特徴は成人の体重減少（水分管理除く），小児の成長障害（内分泌疾患除く）である。食思不振，炎症，インスリン抵抗性，筋蛋白崩壊の増加がよく関連している。飢餓，加齢に伴う筋肉喪失，うつ病，吸収障害，甲状腺機能亢進症とは異なる」と定義している。表1に Evans らの成人悪液質の診断基準を示す。

● 悪液質の発生率は，慢性心不全の5〜15％，進行がんの60〜80％といわれている。

2. 悪液質と炎症

a. 慢性心不全における炎症性サイトカインの関与

● 近年，悪液質の病態を引き起こす原因として，炎症性サイトカインの関与が指摘されている。
● 慢性心不全患者において，腫瘍壊死因子（tumor necrosis factor：TNF）-α やインターロイキン（interleukin：IL）-6 などの炎症性サイトカインが高値であることが最近の研究で知られるようになった（図1）。

b. 慢性心不全患者の骨格筋異常と炎症

● 慢性心不全の骨格筋の異常として，表2に示すように心筋代謝の低下，組織学的にはミトコンドリア量の減少，生化学的には有酸素代謝機構の酸化系酵素活性の低下といった変化が生じる。
● 骨格筋異常の中でも最も一般的なものとして，筋萎縮が挙げられる。筋萎縮を引き起こす原因として，図2に示す機序が知られている。
● 筋線維タイプの変化も生じ，酸化系酵素活性や毛細血管密度が高く疲労しにくい遅筋（TypeⅠ）が減少し，速筋（TypeⅡb）が多くなり，TypeⅡbの筋線維も細く，脂質の含量が増すことが知られている。

I. 悪液質

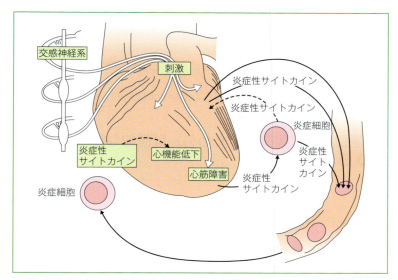

形態的異常
筋萎縮，筋線維径（Ⅱb）↓→ 毛細血管密度→
組織学的異常
Ⅰ型筋線維数↓ Ⅱ型筋線維数↑ ⅡaからⅡbへのシフト ミトコンドリア量↓
生化学的異常
酸化系酵素↓ 解糖系酵素↑→ MHC1から2へシフト eNOS↓

表2　慢性心不全の骨格筋異常
eNOS：endotherial nitric oxide synthase（内皮性一酸化窒素合成酵素）
MHC：myosin heavy chain（ミオシン重鎖）

図1　心不全に対する炎症性サイトカインの役割
心筋障害により炎症性サイトカインが産生され，その産生は交感神経系の刺激によりさらに増大する。その結果，炎症細胞が活性化し，炎症性サイトカインの局所における産生と血中レベルを増大させる。炎症性サイトカインは心筋障害性に作用し，心機能をさらに低下させる。
（Braunwald E：Biomarkers in heart failure. N Engl J Med 358：2148-2159, 2008より改変）

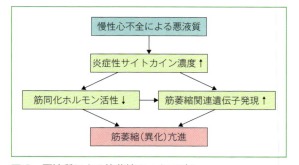

図2　悪液質による筋萎縮のメカニズム

- 悪液質症状を呈する慢性心不全では，炎症性サイトカイン濃度が上昇する。炎症性サイトカインは筋同化ホルモンであるインスリン様成長因子（insulin like growth factor：IGF）-1の活性を抑制し，さらに筋萎縮関連遺伝子の発現を促進する。
- IGF-1は筋萎縮関連遺伝子の発現を抑制する働きももつが，この働きも低下するため，より筋蛋白の異化が亢進し，筋萎縮が進行する。

3. 悪液質を呈した患者へのリハビリテーション

1. 運動療法の開始時期
● 体重減少が落ち着いてから
2. 運動の種類
● 比較的低強度の有酸素運動から開始する ● レジスタンストレーニングは補助的に導入開始し，積極的なものは避ける

表3　悪液質患者に対する運動療法の注意点

- 悪液質は基本的に全身性の異化亢進状態であり，**運動療法は体重減少が落ち着いてから行うべきである**。
- 有酸素運動には，炎症性サイトカインの減少や筋蛋白異化の抑制する効果があるといわれている。
- 具体的な運動強度については，未だ研究段階ではあるが，**多くはエルゴメータなどの有酸素運動を導入しており，実際の導入に際しては患者の状態に応じて比較的低強度から進めていく必要がある**（表3）。

（花房祐輔）

知識・治療 編

J. 経鼻栄養

 なぜ運動療法を実施する時に，経鼻栄養について知らなければならないのですか？

 経鼻栄養は，効果的な運動療法を実施するための，理想的な経腸栄養の中の栄養療法の一つである。

1. 経鼻栄養の位置づけ（図1）

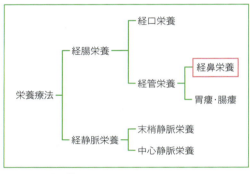

図1　各種栄養療法
栄養療法は，経腸栄養と経静脈栄養に分けられる。経鼻栄養とは，経腸栄養の中の経管栄養方法のひとつである。

- 経鼻栄養は嚥下障害等の問題により，経口摂取が困難な症例に対して行う経腸栄養療法である。
- 意識レベルや嚥下機能を考慮して経口栄養への移行が短期間であれば経鼻栄養，長期化が予測される場合は胃瘻・腸瘻を選択する。
- 経腸栄養が望ましいが，腸管の蠕動運動が消失している場合などでは経静脈栄養を行う。

2. 経鼻栄養の有効性と方法（表）

- 術前から積極的に栄養療法を行う
- 術後はできるだけ早期から栄養療法を開始
- 術後は炎症反応等を考慮して投与
- 投与速度は20 mL/時間程度から開始
- 代謝動態の管理・モニタリングを行う

表　経鼻腸栄養の有効性と方法

a. 積極的な栄養療法

- 術前より栄養状態を改善することは，心大血管術後の合併症予防や予後の改善，さらには術後のリハビリテーションの進行にも影響する可能性がある。

b. 術後早期の栄養療法

- 腸の蠕動運動など経腸栄養が可能な徴候が認められれば，早期から経口や経鼻栄養を開始することによって，小腸の粘膜の萎縮を抑制し，バクテリアルトランスロケーション（腸管内細菌が粘膜バリアーを通過して，体内に移行する状態）などの術後合併症を予防できる。

c. 術後の炎症反応

- 術後は炎症反応が上昇することによって必要エネルギー量，特に蛋白異化が促進しているため，蛋白質の投与量を増加させる。

J. 経鼻栄養

d. 投与速度
- 投与速度は 20 mL/時程度からゆっくり開始する。

e. 代謝動態の管理・モニタリング
- 特に血糖値の上昇に注意し,コントロールを図る。

> **留意点**
> 循環器領域での経腸栄養の有効性についての報告はなく,日本循環器学会のガイドラインにおいても明記されていないが,特に慢性心不全患者の栄養管理は必要である。

3. 経鼻栄養の実際

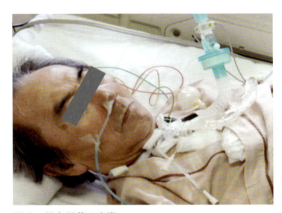

図2 経鼻栄養の実際
経鼻栄養を行って,循環器疾患の治療をしている患者

- 患者は鼻から管が挿入された状態であり(図2),常に違和感がある。このため,患者が無意識に自己抜管しないように予防的に上肢を抑制せざるをえないこともあり,患者に少なからずストレスを与える。
- 初期の経腸栄養は持続投与や2~3時間かけてゆっくりと投与することがある。
- 投与中に運動療法を行う場合は消化吸収を妨げない様に低負荷の運動量で行う。
- 経鼻栄養中にチューブを自己抜管してしまった場合は,誤嚥予防のため経鼻栄養を中止し報告する。

(櫻田弘治)

知識・治療 編

K. 栄養評価

なぜ運動療法を実施する時に、栄養評価について知らなければならないのですか？

栄養評価は、運動療法を実施する際、栄養状態不良の患者の運動処方を考慮するために重要である。

1. 栄養評価の意義（表1）

- 栄養状態を総合的に判断する
- 栄養スクリーニングは有効である
- 患者の治療法選択や予後予測に役立つ
- 定期的に栄養評価を行う

表1　栄養評価の意義
（日本静脈経腸栄養学会：静脈経腸栄養ガイドライン第3版．昭林社，東京，2013 を参考に作成）

ここでは，栄養障害患者に対する栄養評価ついて述べる。
- 栄養評価は一つの評価にとどまらず，総合的に評価することが望ましい。
- 栄養スクリーニング（後述）は栄養障害患者を抽出するものである。
- 栄養スクリーニングで抽出された，栄養障害患者に対して，週1回程度の定期的な評価を行うことが望ましい。
- 血清蛋白値（血清総蛋白，血清アルブミン）を栄養評価指標として用いる場合は，手術・外傷・感染症など生体に加わった侵襲による蛋白代謝動態によって，低値となることを考慮して判断する。

2. 各種栄養指標（表2）

1. 静的栄養指標
   - BMI：体重(kg)/身長(m)
   - 体重減少率
   - 血清総蛋白
   - 血清アルブミン
   - 総コレステロール
   - 上腕三頭筋部皮下脂肪厚
   - 上腕筋囲
2. 動的栄養指標
   - プレアルブミン
   - レチノール結合蛋白
   - 蛋白代謝動態
   - アミノ酸代謝動態

表2　栄養指標

- 静的栄養指標は比較的ほかの影響を受けにくいとされており，栄養障害患者の簡便なスクリーニングとして有効である。
- 動的栄養指標は敏速に反応するため，短期間での栄養障害の進行や栄養療法の効果判定に有効である。
- 静的，動的栄養指標を総合的に用い，スコアや計算により算出することによって評価する方法である。

3. 総合的栄養指標（表3）

- subjective global assessment : SGA
- mini nutritional assessment : MNA
- geriatric nutritional risk index : GNRI
- controlling nutritional status : COUNT

表3 総合的栄養指標

- SGAは主観的栄養評価であり，体重減少率や食事摂取量の変化，身体所見などから栄養状態を評価する簡便な方法である。
- MNAは予診項目と問診項目による簡便なスクリーニング法である。
  - ・12～14ポイント：栄養状態良好
  - ・8～11ポイント：低栄養のおそれあり
  - ・0～7ポイント：低栄養
- GNRIは，低栄養状態に関連した術後合併症の重症度を評価するための栄養スクリーニングツールであり，値が低いほど低栄養である。算出方法は以下の通りである。
  GNRI＝14.89×血清アルブミン（g/dL）＋41.7×現在の体重（kg）／標準体重※（kg）
  　　※標準体重　男性：身長－100－（身長－150）／4
  　　　　　　　　女性：身長－100－（身長－150）／2.5
  　　　　　　　　現在の体重／標準体重＞1の場合は1とする。
- 各栄養評価は利点と欠点があり，理想的には，スクリーニングによって抽出した栄養障害患者に複数の評価を定期的に繰り返すことが必要である。
- COUNTは，蛋白代謝，脂質代謝，免疫機能を反映するスクリーニングツールである。血清アルブミン値，総コレステロール値，総リンパ球数よりスコア化し，スコアが高いほど低栄養である。

（櫻田弘治）

L. 栄養とリハビリテーション

  なぜ運動療法を実施する時に，栄養とリハビリテーションについて知らなければならないのですか？

  栄養とリハビリテーションは，適切な栄養素の代謝と病期によって効果が異なるために重要である。

1. 基礎代謝と栄養

ここでは，栄養障害患者に対する栄養について述べる。

身体あるいは精神的な安静状態で呼吸，循環，排泄，体温の維持などを行う，生きるために最低限必要なエネルギーを基礎代謝という。

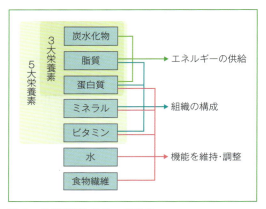

図1　各栄養素と身体への働き

- **Harris-Benedict(ハリス・ベネディクト)の式より基礎代謝を推算する**ことができる。
  男性：66.5＋(13.7×体重kg)＋(5.0×身長cm)－(6.76×年齢)
  女性：655.1＋(9.56×体重kg)＋(1.85×身長cm)－(4.68×年齢)
- 炭水化物は糖質となり，消化によってグルコースに分解され，各組織でエネルギー源として利用されるほか，肝臓や筋肉ではグリコーゲンとして蓄えられ，エネルギーの生成に使われる。
- 脂質はエネルギーが不足すると必要に応じてエネルギー源として消費される。脂質からはコレステロールが作られ，胆汁の成分，細胞膜や神経の成分となる。
- 蛋白質はアミノ酸に分解され，絶えず新しい蛋白質と入れ替わる。ホルモン，血球，免疫物質を形成する。

2. 心大血管術前後の病期別による栄養とリハビリテーション（図2）

- 術前より栄養状態を改善することは重要である。心不全の状態が安定していれば，術前より積極的に栄養療法と運動療法の介入を図るべきである。
- 心大血管術後早期である障害期は，心拍出量が低下することによって組織灌流を低下させ，代謝率を下げるように働く。しかし，手術侵襲等による炎症反応の活発化した状態に対してはエネルギーが供給されている。
- 術後早期は手術時の麻酔の影響や鎮静薬によって，腸の蠕動運動は低下している。

L. 栄養とリハビリテーション

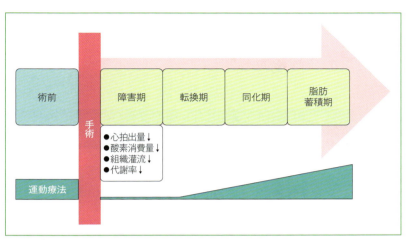

図2　大血管術前後の病期別による栄養とリハビリテーション

- 腸の蠕動運動が確認できたら，できるだけ早期に経腸栄養（経口，経管栄養）を開始する（転換期）。
- 同化期を迎えると，エネルギーの需要と供給のバランスが整い，積極的な運動療法の時期となる。

3. 栄養とリハビリテーションの方法

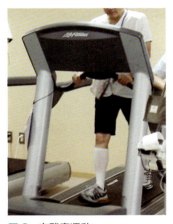

図3　有酸素運動
トレッドミルを用いた有酸素運動の場面

a. 栄養療法の方法

- 心不全をコントロールしながら栄養療法を実施し，運動療法との相乗効果により心不全の再入院を減らし，生命予後を改善させる。
- 心不全管理を並行して行う場合は，塩分制限食を一定にし，高カロリー栄養補助食品を追加すると管理しやすい。体重のコントロールは約1〜2 kg／2週間程度の増加が望ましい。

b. リハビリテーションの方法

- 栄養障害の改善に伴い，運動強度も徐々に増加させる。
- 運動療法では，有酸素運動とレジスタンストレーニングを行う（図3）。
- 有酸素運動を十分に時間をかけて行うことができない場合は，インターバルトレーニングを用いる。

（櫻田弘治）

知識・治療 編

第9章 管理運営

A. 安全管理

Q なぜ運動療法を実施する時に，安全管理について知らなければならないのですか？

A 循環器疾患では，急変時の対応如何によって患者の生命予後を左右する深刻な事態を招きかねない。そのため適切な安全管理について，スタッフ一人ひとりが十分に理解しておく必要がある。

1. 設備・環境

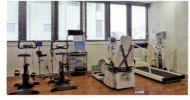

図1 循環器疾患のリハビリテーション機器

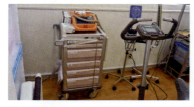

図2 救急カートの配置

- 循環器疾患のリハビリテーション設備・環境は，安全にリハビリテーションを実施するために，常に適切に保持される必要がある（図1）。
- 安全かつ円滑にリハビリテーションが実施できるように機器類を効率的にレイアウトし，特に救急トレーと除細動器は迅速にアクセスできる場所に設置する（図2）。
- 心血管疾患のリハビリテーションでは，第Ⅰ相（急性期），第Ⅱ相（回復期），第Ⅲ相（維持期）のそれぞれの病期に応じた安全への配慮と，自己管理（記録）の指導が必要である。

2. インフォームドコンセント

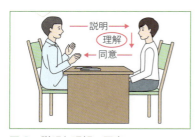

図3 説明と理解・同意

- 患者の権利と安全のために，リハビリテーションの実施に際して説明と同意（インフォームドコンセント）が必要である（図3）。
- リハビリテーションの実施に際しては，実施計画書の作成と，これに基づく丁寧な説明を行い，同意を得たうえで署名をいただく。
- 運動負荷試験などのリスクの高い検査では，そのつど，医師によるインフォームドコンセントが必要である。

A. 安全管理

3. 虚血性心疾患におけるリスク別モニタリング（表）

● 虚血性心疾患では，リスクのグレードに応じたモニタリングが必要である。

リスク	運動負荷試験による指標	モニタリング
低リスク（右記のすべてを満たすもの）	● 運動中や運動実施後に心室性不整脈の出現がない ● 狭心症および他の明らかな症状（運動中および運動後に生じる異常な息切れ，めまい）がない ● 運動負荷試験中および負荷後の正常な循環動態（負荷増加や終了に伴う適切な心拍と収縮期血圧の増加と減少）が保たれている ● 運動耐容能＞7.0 METs 〔負荷試験以外の指標〕 ● 安静時左室駆出分画＞50％ ● 合併症のない心筋梗塞患者や再灌流療法を受けた患者 ● 安静時に重篤な心室性不整脈がない ● うっ血性心不全がない ● イベント後や処置後の虚血症状や徴候がない ● 抑うつ症状がない	スタッフによる直接監視を，最低でも6〜18回の運動セッション（または発症後30日間）行う ● 持続的な心電図モニタリングから開始し，断続的な心電図モニタリングに移行する（6〜12回の運動セッションで）
中程度リスク（右記のいずれかを満たすもの）	● 強い運動強度（＞7.0 METs）においてのみ狭心症状か他の明らかな症状（息切れ，めまい）が出現する ● 運動負荷試験中または運動負荷後，軽度から中等度の無症候性虚血が出現する（ST低下が基線から2 mm未満） ● 運動耐容能＞5.0 METs 〔負荷試験以外の指標〕 安静時左室駆出分画40〜49％	スタッフによる直接監視を最低でも12〜24回の運動セッション（または発症後60日間）行う ● 持続的な心電図モニタリングから開始し，断続的な心電図モニタリングに移行する（12〜18回の運動セッションで） ● 運動中の異常心電図や異常血行動態，運動中または運動後の異常な症状やサイン，運動強度を大きく減らさなければならない状況では，中程度リスクにとどめるか，高リスクへの移行を検討する
高リスク（右記のいずれかを満たすもの）	● 運動中や運動後に心室性不整脈が出現する ● 5.0 METs未満の運動や運動終了後回復時に狭心症状や他の明らかな症状（運動中および運動後に生じる異常なめまい）が出現する ● 運動負荷試験中または運動負荷後，ST低下が基線から2 mm以上の高度の無症候性虚血が出現する ● 運動時の異常血行動態（負荷が増加しても収縮期血圧が変化しない，または低下，変時性不全（chronotropic incompetence），または回復期での出現（重度の負荷終了後の低血圧） 〔負荷試験以外の指標〕 ● 左室機能不全（左室駆出分画＜40％） ● 心停止の既往や突然死の生存者 ● 安静時の重症心室性不整脈 ● 合併症のある心筋梗塞患者または再灌流療法を受けた患者 ● うっ血性心不全の存在 ● イベント後や処置後の虚血症状や徴候 ● 抑うつ症状の存在	スタッフによる直接監視を最低でも18〜36回の運動セッション（または発症後90日間）行う ● 持続的な心電図モニタリングから開始し，断続的な心電図モニタリングに移行する（18，24，36セッションの段階で） ● 運動中の異常心電図や異常血行動態，運動中または運動後の異常な症状やサイン，運動強度を大きく減らさなければならない状況では，適切な評価がなされるまで運動を中止し，治療の必要性について協議する

表 リスク別の運動負荷試験による指標とモニタリング
(American Association of Cardiovascular and Pulmonary Rehabilitation : Guideline for Cardiac Rehabilitation and Secondary Prevention Programs, 4th ed, Human Kinetics Publishers, Inc, 2004 より)

> **留意点**
> 厳重な安全管理体制を整えても，インシデント，アクシデントを100％防ぐことはできない。もしもの事態に備えて，シミュレーションを行うとともに，急変時の連絡体制を整えておく。

（内　昌之）

B. 感染予防対策

なぜ運動療法を実施する時に，感染予防対策について知らなければならないのですか？

感染から患者および医療従事者の身を守るために，感染予防対策を理解し徹底することが重要である。

1. 標準予防策（スタンダードプレコーション）（表1）

用具・器具	適応・対策
手指消毒と手洗い	●血液，体液，創のある皮膚，粘膜への接触後 ●手袋を外した後，アルコールによる消毒と普通石鹸と流水による手洗いを併用する
手袋	●血液，体液，分泌物，排泄物，創のある皮膚，粘膜への接触時 ●使用後は速やかに外して手洗いを実施する
マスク・ゴーグル	●血液や体液が飛散し，目，鼻，口を汚染する可能性がある場合
ガウン	●血液，体液，分泌物，排泄物で衣服が汚染する可能性がある場合 ●汚染されたガウンは直ちに脱ぎ，手洗いする
器具	●汚染された器具は，粘膜，衣服，環境などを汚染しないように注意深く操作する ●再使用するものは清潔であることを確認する
リネン	●汚染されたリネンは，粘膜，皮膚，他の患者や環境を汚染しないように扱う

表1　標準予防策の実際

- ①血液，②汗を除くすべての体液，③分泌液および排泄物，④損傷皮膚，⑤粘膜に適用される予防策である。
- 感染の有無にかかわらず，すべての湿性物質は感染の危険があるものとみなし，予防策を実施する。

2. 滅菌・消毒・洗浄

a. 滅菌（sterilization）

- すべてのタイプの微生物を死滅あるいは除去する工程をさし，医療施設においては物理的または化学的方法により行われる[34]。

b. 消毒（disinfection）

- 無生物上に存在する病原性微生物（細菌の芽胞を除く）の多くまたはすべてを除去する工程をさす。
- 医療環境においては，通常，物品の消毒は液体状化学物質または湿式低温殺菌（wet pasteurization）により行われる。

c. 洗浄（cleaning）

- 物体の環境表面から（有機物および無機物などの）目に見える汚れを除去することであり，通常は手作業または機械によって，洗剤または酵素製剤と水を併用して行われる。

B. 感染予防対策

3. 個人防護用具の目的と着脱の順序

防護用具	用途	
手袋	非滅菌手袋	血液，体液，分泌物，汚染物，粘膜や傷のある皮膚との接触時に装着する
	滅菌手袋	手術ならびに動脈カテーテルなどの清潔操作時に装着する
マスク	サージカルマスク	血液，体液，分泌物の飛沫が発生する可能性のある手技に際して装着する
	N95マスク	飛沫に加え飛沫核の防御が必要な際に装着する
ゴーグル フェイスシールド		血液，体液，分泌物の飛沫が発生する可能性のある手技に際して装着する
ガウン		衣服から露出した皮膚，血液，体液，分泌物，汚染物，粘膜や傷のある皮膚と接触する手技に際して装着する

表2 感染防御に用いる用具と目的

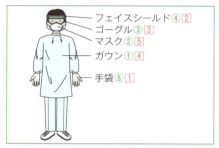

図 個人防護用具の着脱順
ゴーグルとフェイスシールドを併用する場合もある。①〜⑤は装着の順序，[1]〜[5]は除去の順序

- 個人防護用具は目的に応じて選択し，適切なものを使用する（表2）。
- 個人防護用具着脱の順序（図）
  【装着の順序】
    ①ガウン→②マスク→③ゴーグル→④フェイスシールド→⑤手袋
  【除去の順序】
    [1]手袋→[2]フェイスシールド→[3]ゴーグル→[4]ガウン→[5]マスク

4. 感染経路別予防策

- 感染予防には，感染経路に応じた適切な予防策を講じることが重要である（表3）。

感染形態	対象	対策	防御策
空気感染	結核，麻疹，水痘など5μm以下の飛沫核粒子	個室隔離（陰圧室）	N95マスク着用
飛沫感染	インフルエンザ，流行性耳下腺炎，風疹，マイコプラズマ，百日咳など	個室隔離もしくは集団隔離	サージカルマスク着用 ゴーグル着用 フェイスシールド着用 ガウン着用
接触感染	多剤耐性緑膿菌（MRSA, MDRP, MDRAB），バンコマイシン耐性腸球菌（VRE），腸管出血性大腸菌，ノロウイルス，ロタウイルス，ノルウェー疥癬など	原則，個室隔離もしくは集団隔離	非滅菌手袋の着用 アルコール洗浄 手洗い ガウン着用

表3 感染経路別予防策

> **留意点**
> アルコールは石鹸と流水による手指洗浄より強い殺菌力を有するが，殺芽胞作用は低い。

（内 昌之）

C. チーム作り

 なぜ運動療法を実施する時に，チーム作りをしなければならないのですか？

 循環器疾患のリハビリテーションは，患者を中心とした多職種のチームによる包括的な治療手段により行う必要がある。

1. 循環器疾患のリハビリテーションに携わる職種

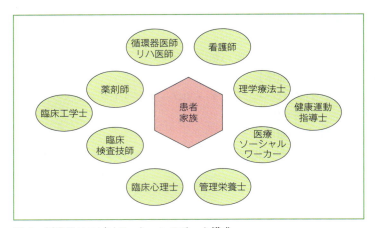

図1　循環器リハビリテーションのチーム構成

- 循環器疾患のリハビリテーションは，運動療法を実施することだけではなく，患者の健康改善に対する意識の向上と自己管理が重要である。
- そのためには多職種による患者・家族指導と，運動継続のためのさまざまな支援が必要である（図1，表）。

職種	役割
循環器科医師	病態評価と治療
リハビリテーション医師	リハビリテーションプログラムの管理
薬剤師	服薬調整と管理
理学療法士，健康運動指導士	運動機能の評価と運動療法の実施
看護師	心理サポートケア，生活指導
管理栄養士	栄養・食事指導
臨床心理士	カウンセリング，心理ケア，ストレス管理
臨床検査技師，臨床工学士	心肺機能評価，機器機材の保守管理
医療ソーシャルワーカー	社会活動の支援

表　循環器疾患のリハビリテーションと専門職の役割

C. チーム作り

2. 循環器疾患のリハビリテーションの構成

- 表に示したように，循環器疾患のリハビリテーションは個々の治療では成立せず，運動処方，運動療法，患者教育，カウンセリングなど，**多職種によるさまざまな評価と管理・指導が必要**である。
- そのため各職種がどのように患者に関わっているかを理解したうえで運動療法を行う必要がある。

3. カンファレンス（図2）

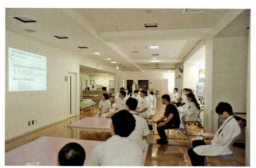

図2　リハビリテーションカンファレンス

- 循環器疾患のリハビリテーションでは，**多職種による定期的なカンファレンスが必要**である。カンファレンスは治療方針の決定，治療経過報告，退院・転院先選定などいくつかの目的をもつ。
- カンファレンスは病期によって開催頻度を考慮する。特に急性期では短時間でも頻繁にディスカッションを行い，正確な現状把握をする必要がある。

4. チーム医療のメリット

- チーム医療は包括的な評価と治療が実施可能となるため，患者にとって有益であるとともに，チームを構成する各職種にとっても，多面的な視点でさまざまな事柄を学び理解を深める機会として重要な意義をもつ。

> **留意点**
> ①患者への告知内容と治療方針について正確な情報収集を行い，患者への説明が職種ごとに異ならないように注意をする。
> ②カンファレンス実施後は参加者，参加職種との討議内容を診療記録に残す必要がある。

（内　昌之）

知識・治療 編

D. 一次救命処置（BLS）

 Q なぜ運動療法を実施する時に，一次救命処置が実践できないといけないのですか？

 A リスク管理を行っていても急変が起こる可能性があるため，一次救命処置が実践できることが重要である。

1. 救命の連鎖（chain of survival）（図1）

　運動療法中に限らず，突然の心停止やこれに近い状態の傷病者を発見した場合に行う，胸骨圧迫や人工呼吸のことを心肺蘇生（cardiopulmonary resuscitation：CPR）という．一次救命処置（basic life support：BLS）は特殊な医療機器を必要とせず，更に特別な資格がなくても行うことができる．
　急変した傷病者の救出から社会復帰までの一連の流れを救命の連鎖という．

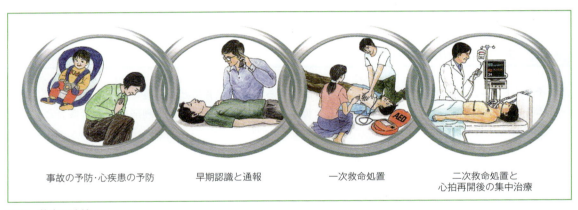

図1　救命の連鎖
鎖の1つめの輪：心停止の予防，2つめの輪：心停止の早期認識と通報，3つめの輪：一次救命処置（心肺蘇生とAED），4つめの輪：二次救命処置と心拍再開後の集中治療
（日本救急医療財団心肺蘇生法委員会：改訂4版　救急蘇生法の指針2010（医療従事者用），へるす出版，2011より改変）

- 心停止の予防：心停止や呼吸停止となる可能性のある傷病や事故を未然に防ぐ．
- 心停止の早期認識と通報：突然倒れた人や反応のない人を発見したら，心停止を疑う．心停止の可能性を認識したら，応援を呼び，救急通報（119番通報・院内緊急通報など）を行い，自動体外式除細動器（automated external defibrillater：AED）と二次救急処置が早く行えるように努める．
- 一次救命処置：通報，止まった心臓と呼吸の補助となる心肺蘇生，突然の心停止で多いとされている心室細動を戻すためのAEDによる除細動を速やかに行う．
- 二次救命処置（advanced life support：ALS）と心拍再開後の集中治療：BLSのみでは心拍が再開しない傷病者に対し，薬剤や挿管などの高度気道確保，電気的除細動などを行う．

D. 一次救命処置（BLS）

2. 成人のBLSの実際（BLSアルゴリズム）（図2）

傷病者が倒れるのを目撃，または倒れているのを発見した場合の対応である。

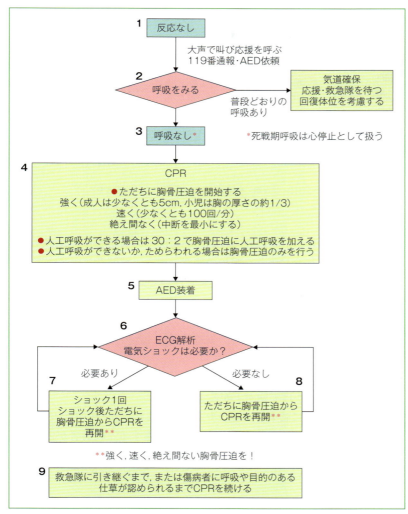

図2 BLSアルゴリズム
（日本蘇生協議会・日本救急医療財団：JRC 蘇生ガイドライン2010．へるす出版，2011より）

a. 反応の確認と救急通報（図2の1〜3）

- 周囲の安全を確認。軽く肩を叩きながら大声で呼びかけても応答やしぐさがなければ「反応なし」とみなし，大声で叫んで周囲の注意を喚起する。周囲の者に**救急通報（119番通報，院内緊急通報）とAEDの手配**を依頼する。周囲に人がいない場合は自らが救急通報とAEDの手配を行う。
- 傷病者に反応がなく，呼吸がないか異常な呼吸（死戦期呼吸：しゃくりあげるような不規則な呼吸）が認められる場合は心停止と判断し，**直ちにCPRを開始**する（呼吸の確認に10秒以上かけないようにし，医療従事者などは気道確保を行い呼吸の確認をする）。

b. CPRの開始と胸骨圧迫（図2の4）

- 傷病者を仰臥位に寝かせ，胸骨圧迫を行う。**胸骨圧迫部位は胸骨の下半分**（図3）とする。垂直に体重が加わるよう両肘を伸ばす。
- **成人心停止傷病者であれば胸が少なくとも5cm沈むように圧迫する**。小児・乳児では，胸郭前後径の約1/3を圧迫する。毎回の圧迫の後で完全に胸壁が元の位置に戻るように圧迫を解除する（図3）。
- 圧迫の**テンポは1分間に少なくとも100回以上**で行う。
- 明らかに自己心拍再開と判断できる反応（正常な呼吸や目的のある仕草）が出現しない限り，胸骨圧

知識・治療 編

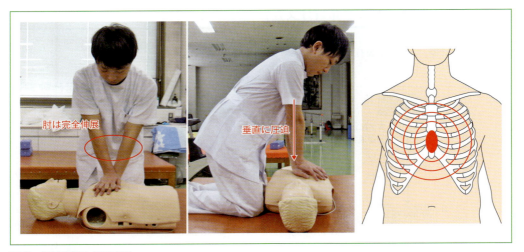

図3　圧迫姿勢と圧迫部位
（日本救急医療財団心肺蘇生法委員会：改訂4版　救急蘇生法の指針2010（市民用・解説編）．へるす出版，2011より改変）

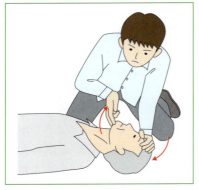

図4　頭部後屈あご先挙上法による気道確保
（日本救急医療財団心肺蘇生法委員会：改訂4版　救急蘇生法の指針2010（市民用・解説編）．へるす出版，2011より改変）

迫を中断してはならない。心電図上の適切なリズムが確認できる場合に限り，脈拍の確認をする。救助者が複数いる場合には1～2分毎を目安に胸骨圧迫を交代する。

c．気道確保と人工呼吸（図2の4）

- 人工呼吸を行う場合，気道確保は頭部後屈あご先挙上法を用いる（図4）。
- 1回の換気量は，傷病者の胸の上がりを確認できる程度で，約1秒かけて胸が上がるように行う。
- 傷病者に感染症の疑いや血液による汚染がない場合でも，可能であれば感染防護具の使用を考慮する。救助者が2人以上いる場合はバッグ・バルブ・マスクを用いた人工呼吸を行っても良い。

d．CPR中の胸骨圧迫と人工呼吸の比（図2の4）

- 胸骨圧迫と人工呼吸の比は30：2とする（熟練した救助者が2人以上で小児・乳児に対して行う場合は15：2とする）。気管挿管などが行われている場合は，人工呼吸中も中断することなく胸骨圧迫を継続する。
- 人工呼吸・心電図や脈拍の評価・AEDの装着や電気ショック実施時等は胸骨圧迫を中断するのはやむを得ないが，中断時間は最小にすべきである。
- 人工呼吸をする意志または技術をもたない場合には，胸骨圧迫のみのCPRを実施する。窒息，溺水，気道閉塞などの呼吸原性の心停止や目撃者がいない心停止，遷延する心停止状態あるいは小児の心停止では，人工呼吸を組み合わせたCPRを実施することが望ましい。

D. 一次救命処置（BLS）

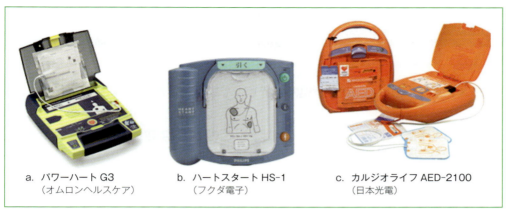

a. パワーハート G3　　　b. ハートスタート HS-1　　　c. カルジオライフ AED-2100
　（オムロンヘルスケア）　　　（フクダ電子）　　　　　　　（日本光電）

図5　さまざまなAED

e. AED（図2の5〜9、図5）の使用
- AEDの電源を入れる（その後は基本的にはAEDのメッセージに従う）。
- AEDに図示されている部位にパッドを装着する。プラグを差し込むと心電図の解析が始まるので、その時には傷病者に一時触れないようにする。
- 心電図の解析後、ショックが必要な場合は自動的に充電を始める。充電が完了すると、メッセージに従い、傷病者に誰も触れていないことを確認し、ショックボタンを押す。
- その後、直ちに心肺蘇生を再開する。AEDは2分おきに自動的に心電図解析を行うので、二次救命処置が行える救助隊の到着までメッセージに従いCPRを継続する。

g. その後の対応
- 傷病者が死戦期呼吸ではないしっかりとした**呼吸を再開**するか、**目的のある仕草が認められる**まではこれらの手順を繰り返す。また、再び心停止となることもあるため、AEDの電極パッドは装着したまま、電源も入れたままにしておく。
- 院外であれば救急隊、院内であれば医師などの熟練した救助者に傷病者を引き継ぐまで、これらの手順を繰り返す。

（本項は『JRC（日本蘇生協議会）蘇生ガイドライン2010』に基づいたものである。）

> **留意点**
>
> BLSでは、C-A-B（胸骨圧迫－気道確保－人工呼吸）の手順が推奨されている。心停止患者の多くは心電図上、年齢を問わずほとんどが心室細動（ventricular fibrillation：VF）または心室頻拍（ventricular tachycardia：VT）である。これらの患者において、BLSで重要な要素は胸骨圧迫と除細動である。より迅速に胸骨圧迫を行うことが重要である。

（小幡賢吾）

知識・治療 編

E. 二次救命処置（ALS）

 なぜコメディカルとして二次救命処置まで知っておく必要があるのですか？

 蘇生後，リハビリテーションを行う際，どのような救命処置をされたかを知っておくことは重要である。

成人の二次救命処置（advanced life support：ALS）の実際（ALS アルゴリズム；図）

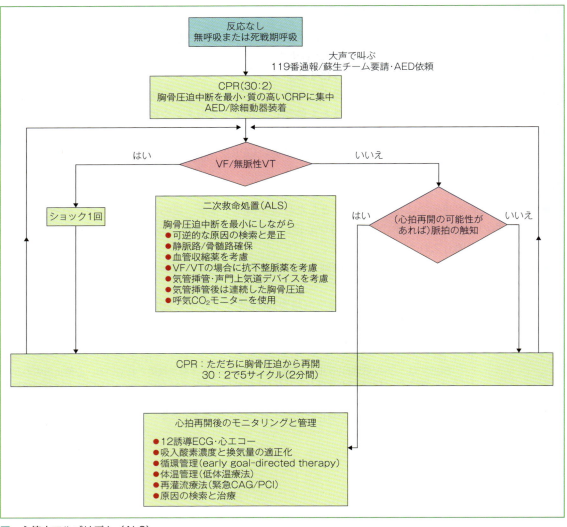

図　心停止アルゴリズム（ALS）
（日本蘇生協議会・日本救急医療財団：JRC 蘇生ガイドライン 2010．へるす出版，2011 より）

E. 二次救命処置（ALS）

a. 応援要請と資機材の手配
- BLSと同様である。

b. 除細動器または心電図モニタ装着
- リズムチェック：心電図の波形確認ならびに必要に応じて脈拍のチェックを行う。
- 電気ショック：心室細動（ventricular fibrillation：VF）/心室頻拍（ventricular tachycardia：VT）であれば電気的除細動を行う。血圧や心電図などが連続的にモニタリングされている場合は，医師の判断によって連続的に電気ショックを行ってもよい。

c. CPRの継続
- BLSと同様である。

d. 心停止の原因検索
- 蘇生のすべての段階において心停止に至った原因の検索と，その是正を行わなければならない。

e. 薬剤投与の経路確保
- 蘇生のための薬剤投与を行うため，末梢静脈路を第一選択として確保する。

f. 薬剤投与
- 血管収縮薬：心停止時に一般的に用いられる血管収縮薬はアドレナリンである。胸骨圧迫により心臓から拍出される血液を心臓と脳に優先的に分布させることができる。
- 抗不整脈薬：電気ショックと血管収縮薬に反応しない，もしくは再発を繰り返す場合，アミオダロン，ニフェカラント，マグネシウムなどの抗不整脈薬を考慮する。
- その他の薬剤：心停止に対するアトロピン，炭酸水素ナトリウム，血栓溶解薬のルーチン投与は行わない。

g. 高度な気道確保
- 挿管などの高度な気道確保の実施時期は器具挿入に伴う利点と欠点を考慮し判断する。
- 高度な気道確保以前に行うことが多い，バッグ・バルブ・マスクによる換気は重要な基本手技である。

h. 心拍再開後の集中治療
- 心拍が再開した場合は，すみやかに低体温療法や心停止に至った原疾患など，心拍再開後の治療を開始する。
- 低体温療法は再灌流障害の防止や脳代謝を抑制し酸素消費量を軽減する[37]ことで，神経学的な後遺症を軽減させる。

> **留意点**
>
> BLS・ALSの理論・技術は5年毎に，より良いものに改変されていることに加え，BLSは常時用いる技術ではないため，最新の情報を得ることや，シミュレーションを行うなどの継続的な知識・技術の更新が不可欠である。

（小幡賢吾）

知識・治療 編

第10章 周術期管理

A. 呼吸管理

Q なぜ運動療法を実施する時に，呼吸管理について知らなければならないのですか？

A 医師が行っている呼吸管理を的確に理解し，運動療法を安全にかつ効果的に実施するために重要である。

1. 麻酔の影響

a. 麻酔の目的
手術を安全に実施するために施行する。

b. 影響
- 呼吸抑制のために自発呼吸が停止する。
- 人工呼吸器による管理が必要となる。
- 呼吸抑制により横隔膜に抑制がかかり，下側の肺は換気がなされない状態となる（図の c）。
- 手術中の麻酔により無気肺が発生する。
- リハビリテーション開始時は人工呼吸器の評価と，人工呼吸器管理や病態に沿った呼吸理学療法が重要である。

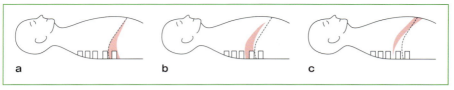

図　麻酔下・人工呼吸時の呼吸
a. 目を覚まして自発呼吸を行っている横隔膜の動き
b. 鎮静下で自発呼吸を行っている（横隔膜の位置が偏位し換気量が減少する）。
c. 麻酔により横隔膜は動かず人工呼吸器により換気されている（下葉は換気されない）。
(Froese AB, Bryan AC：Effects of anesthesia and paralysis on diaphragmatic mechanics in man. Anesthesiology 41：242-255, 1974 より改変)

2. 鎮静の影響（表1）

スコア	鎮静レベル	臨床状態
+4	闘争的な状態	好戦的な，暴力的な，スタッフに対する差し迫った危険
+3	高度興奮状態	チューブ類を引っぱる，または引き抜こうとする，攻撃的
+2	興奮状態	頻繁な無目的な運動，人工呼吸器とファイティング
+1	落ち着きがない状態	不安でそわそわしている，動きは攻撃的でも活発でもない
0	覚醒し平穏	
−1	傾眠状態	完全に覚醒していないが，声に反応し，視線を合わせて持続的（10秒以上）に覚醒する
−2	軽度鎮静状態	声に反応し，視線を合わせて一時的（10秒以上）に覚醒する
−3	中程度鎮静状態	声に反応して動くが，視線を合わせない
−4	深い鎮静状態	声に反応しないが，物理的刺激に対し動く，または開眼する
−5	昏睡状態	声や物理的刺激に対して無反応

表1 Richmond Agitation-Sedation Scale (RASS)
(Kress JP, Hall JB : Sedation in the mechanically ventilated patient. Crit Care Med 34 : 2541-2546, 2006 より)

a. 鎮静の目的

不安を緩和し，睡眠・健忘作用によって苦痛を取り除くために施行する。

b. 影響

- 深い鎮静は呼吸抑制を起こすため，鎮静状態の評価を行うことが重要である。
- 交感神経活動が減弱して血圧低下を起こす危険性がある。
- 鎮静による呼吸抑制の評価として1回換気量や呼吸数の低下を観察する。
- 評価スケールとしてRichmond Agitation-Sedation Scale (RASS) (表1)[39]がある。
- 鎮静だけではなく十分な鎮痛を行うことも重要といわれている。
- 図のbのように下側肺の換気が低下しているため，指示が入る状態であれば深呼吸を行うことも有効である。

3. ウィーニングプロトコール

項目	基準値
動脈血酸素分圧（PaO$_2$）	>80 mmHg（FiO$_2$=0.3）
PaCO$_2$	<50 mmHg
P/F比	>200
一回換気量（TV）	>4 mL/kg
	>4〜6 mL/kg
	>5 mL/kg
呼吸数（RR）	<30〜38/分
RSBI	<105
分時換気量（MV）	<10〜15L/分
肺活量（VC）	10〜15 mL/kg

表2 一般的な抜管基準
TV：tidal volume, RR：respiratory rate, RSBI：rapid shallow breathing index, MV：minutes ventilation, VC：vital capacity
（大塚将秀：成人における気管チューブの抜管基準．日集中医誌 19：340-345, 2012 より改変）

- 手術後のウィーニングプロトコールは決まったものはなく施設によって異なる。一般的な抜管基準[40]を表2に示す。
- 病態により手術室抜管を行う施設もあれば，呼吸に問題がなくても管理上の問題により，手術翌日に抜管を行う施設もある。
- 手術後，重症化により人工呼吸時間が遷延した症例は，病態にもよるが，循環動態が安定すれば毎日の覚醒の確認と自発呼吸テストを行うことが推奨されている。

（大浦啓輔）

B. せん妄管理

 なぜ運動療法を実施する時に，せん妄管理について知らなければならないのですか？

 医師が行っているせん妄管理を的確に理解し，運動療法を安全に，かつ効果的に実施するために重要である。

1. せん妄の臨床像

過活動型 興奮，幻覚，幻触，妄想，不眠など	興奮過活動が主体。夜間徘徊，転倒，点滴抜去などあり，時に抑制が必要
低活動型 無表情，無気力，傾眠など	低活動ではあるが意識障害，内的不穏は持続している
混合型 過活動型と低活動型の特徴が混在	上記2つの特徴が混在する

表1　せん妄の臨床像

症状	例
注意障害を伴う意識の混濁	きょろきょろと落ち着かず目がおよぐ
	無気力
	会話の辻褄が合わない
	何度も同じことを言う
認知機能障害	時間，場所が分からない
	家族の顔がわからない
	幻視
	医療者に注射で殺されるなどと思い込む
精神運動性障害	不安，恐怖がある
	怒る
	目の焦点が合わない
	無表情，動作が緩慢になる
睡眠−覚醒リズムの障害	夜間不眠
	昼夜リズムの逆転

表2　せん妄でよくみられる症状

- 注意力低下を伴う軽度の意識障害を主症状とする症候群である。
- 一過性で可逆的である。
- 興奮や不穏などを伴った過活動型，興奮はなくもうろうとしている低活動型，その両者を行き来する混合型がある（表1）。
- 心臓手術後患者はせん妄症状を20〜50％に認めることが報告[41, 42]されている。
- せん妄でよくみられる症状は，失見当識，記銘力障害，不穏などである（表2）。

B. せん妄管理

2. 発症の危険因子

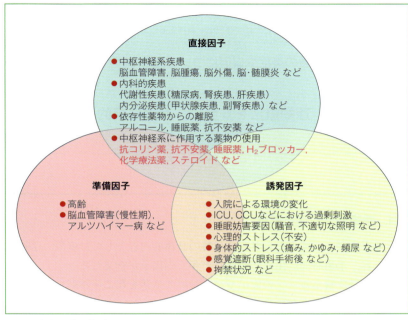

図 せん妄発症の危険因子
(Lipowski ZJ : DELIRIUM : Acute Brain Failure In Man. Charles C Thomas Publisher, 492-493, 1980 より)

- 直接因子，誘発因子，準備因子（Lipowskiのせん妄発症因子の分類[43]）（図）が関連しているといわれている。
- 心臓手術後患者のせん妄は高齢であること，認知症のスクリーニング検査であるミニメンタルステート検査（Mini-Mental State Examination：MMSE）が低値であること，人工心肺時間が長いこと，集中治療室で全身性炎症反応症候群が発症したことが独立して関連していたと報告されている[41]。

3. 対策

- せん妄はサーカディアンリズムと関連がある。
- サーカディアンリズムとは生物の約24時間を周期とする内因性のリズムのことである。
- 日中の離床を促すこと，食事のリズムを整えること，日光の刺激を受けることなどによりサーカディアンリズムが調整できる。
- リハビリテーションは単回の離床だけでなく，看護師，理学療法士などが協業して生活のリズムを整えるように介入することが重要である。
- ICUでは一時的な低酸素血症や薬物投与，手術侵襲や身体的な問題に伴ってせん妄が起こることも多くあるため，環境を整えることと合わせて身体的な問題も評価する必要がある。
- 心臓手術後の場合，特に手術侵襲が大きく，多くのドレーン・ルート類が挿入されているため，せん妄のリスクが高い。ICU入室直後やリハビリテーション開始時より予防に努める必要がある。

4. 評価

- 日本語版ニーチャム混乱・錯乱スケール（J-NCS）やConfusion Assessment Method for the ICU（CAM-ICU）[44]が使用されることが多い。

（大浦啓輔）

知識・治療 編

C. 術後の炎症，侵襲

生体が急激な損傷を受ける外的刺激（手術など）を侵襲といい，侵襲に対し恒常性を維持しようとすることを生体反応という。侵襲の程度が大きければ生体反応を維持することができず，病的な状態となる。

 Q なぜ運動療法を実施する時に，術後の炎症や侵襲について知らなければならないのですか？

 A 術後の炎症や侵襲を理解し，運動療法を安全に，かつ効果的に実施するために重要である。

1. 手術侵襲

タンパク
異化亢進
血中アミノ酸上昇
糖新生亢進
糖
カテコラミン上昇
インスリン感受性低下
糖新生亢進
脂質
脂肪分解促進
遊離脂肪酸上昇
中性脂肪分解促進
糖新生亢進
脂肪酸酸化

表1　手術侵襲による代謝変化

a. 手術侵襲による影響

- 手術によってもたらされる侵襲の具体的内容としては麻酔，手術内容，手術時間，出血，輸血など多くの因子が含まれる。
- 副腎皮質ホルモンの放出や交感神経の賦活を起こす神経・内分泌反応に影響をもたらす。
- サイトカイン誘発反応を示す。
- これらの反応により水分電解質・糖・脂質・タンパク代謝などに大きな影響を与える（表1）。

b. 手術後の回復過程

- Mooreは術後の過程を第1相～第4相よりなる4期に分類している（表2）。
- 手術侵襲や内部環境（年齢，性別，疾患）によって生体反応は異なるが，時期に応じたリハビリテーションの強度を考慮する必要がある。
- 根拠はまだ確立されてはいないが，障害期や転換期には離床を中心としたリハビリテーションを展開し，同化期より積極的に筋力強化運動などを行うなどの工夫が必要である。

	状態	術後時期	生体反応の特徴と症状
第1相	障害期	術後2～4日	● 高血糖，水分貯留 ● 疼痛，無気力，腸蠕動停止，尿量減少，尿中ナトリウムとカリウムの増加，体重減少，発熱
第2相	転換期	術後4～7日	● 内分泌反応の正常化 ● 疼痛の軽減，排ガス，利尿，尿中ナトリウムとカリウムの正常化，平熱
第3相	同化期	術後1～数週間	● 組織の新生が始まるがタンパクの利用は不十分 ● バイタルサインの安定，消化吸収機能の正常化
第4相	脂肪蓄積期	術後数週間～数カ月	● 筋肉の再生，脂肪組織の修復 ● 体重の増加

表2　手術侵襲に対する生体反応（Moore説）

C. 術後の炎症，侵襲

2. 炎症反応

炎症反応とは侵襲に対する生体反応として，サイトカインを中心とする炎症性メディエーターによって引き起こされるものをさす。

- 心臓手術などのストレスにより神経内分泌反応が惹起され，炎症性サイトカイン（TNF-α，IL-1，IL-6，IL-8など）がマクロファージなどの産生細胞で活性化し，過剰産生・放出される。
- 炎症反応により血管透過性が亢進し，血漿成分が血管外から漏出し浮腫となり，機能しない細胞外液が血管外に貯留してしまう。この部分はサードスペースとよばれる。
- 手術侵襲が大きいほどサードスペースに貯留する水分量は多くなる。転換期にサードスペースより血管内に体液が戻る。
- 体液が尿として排出されれば利尿期となるが，十分な尿量が得られない場合は体液過剰となり，心機能などによっては肺うっ血の状態になる。このような場合はリハビリテーションの進行を遅らせるなどの注意が必要である。
- 炎症反応が著明な場合は，炎症が局所にとどまらず全身性に反応を起こす。この全身性の炎症反応で生じる病態を全身性炎症反応症候群（systemic inflammatory response syndrome：SIRS）という。心臓血管手術後はこれに近い病態となっている（表3）。

（大浦啓輔）

項目	値
①体温	<36℃または>38℃
②脈拍数	>90/分
③呼吸数	>20/分（またはPaCO$_2$<32 mmHg）
④白血球数	>12,000/mm^{3}または<4,000/mm^{3}あるいは未熟顆粒球>10%

表3　SIRSの診断基準
2つ以上を満たすときSIRSと診断する。
（米国胸部疾患学会，Critical care medicine学会，1992）

知識・治療 編

D. モニタ，ライン，ドレーン

 なぜ運動療法を実施する時に，モニタ，ライン，ドレーン管理について知らなければならないのですか？

 モニタ，ライン，ドレーン管理を理解することで，運動療法を安全に，かつ効果的に実施するために重要である。

1. モニタ（図1）

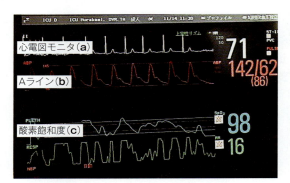

図1　ICUモニタ

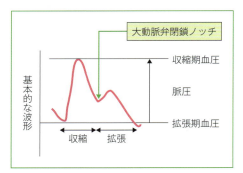

図2　基本的な動脈圧波形

正確なモニタリングと臨床症状を合わせた観察は，適切な治療を行う上で重要な情報源となり，リハビリテーションを進める上でも非常に重要になる。

a. 心電図モニタ（図1a）

- 心拍数やモニタ心電図を見ることができる。心電図モニタなどの読み方についてはここでは省略する。
- ST変化やリズムに変化を認めたり，疑わしい場合は迷わず12誘導心電図で確認する。
- 動脈血圧モニタリングの波形と合わせて観察し，圧波形の出方で有効な心拍出が得られているかを観察する。

b. 血圧（観血的動脈圧モニタリング：Aライン）（図1b，図2）

- 動脈内にカテーテルを留置し，観血的に動脈圧を測定する。
- 血圧のモニタリングだけではなく，動脈血の採取も可能である。
- 正確な値を観察するために正確な波形（図2）を知っておくことが必要である。呼吸により変動した波形が先鋭化すると循環血液量の低下が考えられる。
- 姿勢変換時は，トランスデューサの位置により血圧が変化するため，注意が必要である。実測値と差がないか，あればどのくらいかを確認しておく。

c. 肺動脈カテーテル（Swan-Ganzカテーテル）（表）

- 右房圧，肺動脈圧，肺動脈楔入圧，心拍出量，心係数など測定ができ，開心術後や心筋梗塞後や重症心不全における心機能の評価を行うために挿入される。

D. モニタ，ライン，ドレーン

指標（　）は単位を表す	正常値
右房圧(mmHg)	2～8
肺動脈圧(収縮期/拡張期)(mmHg)	15～30/3～12 平均圧：10～20
肺動脈楔入圧(PCWP)(mmHg)	2～12
心拍出量(l/分)	4～8
心係数(l/分/m²)	2.4～4
中心静脈圧(mmHg)	5～10
動脈血酸素飽和度(%)	95以上

表　肺動脈カテーテル・中心静脈圧・動脈血酸素飽和度の正常値

- Swan-Ganz(スワン・ガンツ)カテーテルが挿入されている時は端座位までなど，離床を積極的に進めない施設が多い。
- 心係数と肺動脈楔入圧により，心不全の治療方針を決める分類であるForrester(フォレスター)分類が用いられる。これにより心機能と肺うっ血が評価でき，心機能の重症度や病態が推測できる。
- リハビリテーションを進める時期には挿入されていないことが多いが，これらの値や治療方針により，より的確にその後のリハビリテーションを進めることができる。

d. 中心静脈圧（central venous pressure : CVP）
- 中心静脈の圧がモニタリングできる。
- 体内循環量の過不足や心不全の評価ができる。

e. 酸素飽和度モニタ（図1c）
- 動脈血中の酸素飽和度がモニタリングできる。
- 酸素化能の評価ができる。

2. ライン

- 循環器疾患患者は特殊な薬剤を使用することが多く，輸液ポンプやシリンジを使用して薬剤が投与されているため，何の薬剤がどのくらい投与されているかを確認してリハビリテーションを行う必要がある。
- ラインの屈曲などがないかを確認しながら行う。

a. 中心静脈ライン
- 昇圧薬や降圧薬などの身体に影響の大きい薬剤や高カロリー輸液，血管に炎症をきたしやすい薬剤などの投与に用いられる。

b. 末梢ライン
- 薬剤投与のために使用する。
- 刺入部の炎症や薬剤の漏れがないかどうかの確認を行う。関節付近で関節運動の影響を受けそうな場合は注意が必要である。
- 昇圧薬など循環作動薬を末梢ラインから投与している場合は，血圧測定を同側から行わないようにする。

c. 体外式ペースメーカ

- 手術後は心拍数のコントロールのために体外式ペースメーカを使用していることがある。
- 設定を確認し，ペーシング不全，センシング不全がないかどうかの確認が必要である。
- リハビリテーション時はリードを引っ張らないように注意が必要である。
- リードを抜いた日は，心嚢内に心嚢液が貯留して起こる心タンポナーデに注意する。

d. 尿カテーテル

- 急性期における尿量の測定のために留置されている。
- 尿量，尿の性状を評価する。
- リハビリテーション時に引っ張らないように注意が必要である。

> **留意点**
>
> ラインに関しては，気をつけていても事故が起こる可能性があるため，ICU入室中は看護師と理学療法士の2名で行うなど，複数人でのリハビリテーションの実施が必要である。看護師がラインの管理を行い，理学療法士が患者の介助を行うなど，役割分担して行う。

3. ドレーン（図3）

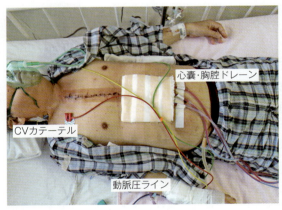

図3　ドレーン

a. 心嚢縦隔ドレーン・胸腔ドレーン

- 排液の量や色調（動脈性か静脈性），パターンなどを観察する。
- 体位変換や離床時に大量に排液される場合，心嚢や胸腔に貯留した排液と持続的な出血との判別が必要である。
  ⇒ バイタルサインへの影響やヘモグロビン値などと併わせて観察することが重要である。
- 排液量が少なくてもドレーンが閉塞してドレナージができないこともあるので，バイタルサインの変化（心拍数の増加，脈圧の低下）をモニタリングしておくことが重要である。
- 気胸によりエアリークが出現することもあるため，水封室に気泡がないかの観察も重要である。

（大浦啓輔）

● 文献

1) 日本循環器学会, 他：循環器病の診断と治療に関するガイドライン（2010年度合同研究班報告）. 大動脈瘤・大動脈解離診断ガイドライン（2011年改訂版）
http://www.j-circ.or.jp/guideline/pdf/jcs2011_takamoto_h.pdf
2) TASC II Working Group／日本脈管学会訳, 下肢閉塞性動脈硬化症の診断・治療指針 II（Trans-Atlantic Inter-Society Concensus II：TASC II）. 日本脈管学会（編）, メディカルトリビューン, 2007
3) 日本循環器学会, 他：循環器病の診断と治療に関するガイドライン（2005-2008年度合同研究班報告）. 末梢閉塞性動脈疾患の治療ガイドライン 2009
http://www.j-circ.or.jp/guideline/pdf/JCS2010_shigematsu_h.pdf
4) 日本循環器学会, 他：循環器病の診断と治療に関するガイドライン（2010年度合同研究班報告）. 急性心不全治療ガイドライン（2011年改訂版）
http://www.j-circ.or.jp/guideline/pdf/JCS2011_izumi_h.pdf
5) Forrester JS, Diamond GA, Swan HJ：Correlative classification of clinical and hemodynamic function after acute myocardial infarction. Am J Cardiol 39：137-145, 1977
6) 諸冨伸夫：降圧薬. JOURNAL OF CLINICAL REHABILITATION 22：169-173, 2013
7) 牧田 茂：狭心症治療薬. JOURNAL OF CLINICAL REHABILITATION 22：1010-1013, 2013
8) 日本高血圧学会高血圧治療ガイドライン作成委員会：高血圧治療ガイドライン 2009. ライフサイエンス出版, 2009
9) 日本呼吸ケアネットワーク：呼吸アセスメント, メジカルビュー社, 2006
10) 伊勢孝之, 若槻哲三：Adaptive Servo Ventilation とは. Jpn J Respir Care 30：28-35, 2013
11) 百村伸一：Adaptive Servo Ventilation（ASV）の心不全に対する治療オプションとしての可能性と今後の展望. Therapeutic Research 35：261-275, 2014
12) Haruki N, Takeuchi M, Kaku K, et al：Comparison of acute and chronic impact of adaptive servo-ventilation on left chamber geometry and function in patients with chronic heart failure. Eur J Heart Fail 13：1140-1146, 2011
13) Oldenburg O, Schmidt A, Lamp B, et al：Adaptive servoventilation improves cardiac function in patients with chronic heart failure and Cheyne-Stokes respiration. Eur J Heart Fail 10：581-586, 2008
14) 木全心一：狭心症・心筋梗塞のリハビリテーション 第4版. 南江堂, 2009
15) 日本循環器学会, 他：循環器病の診断と治療に関するガイドライン（2011年度合同研究班報告）. 心血管疾患おけるリハビリテーションに関するガイドライン（2012年改訂版）
http://www.j-circ.or.jp/guideline/pdf/JCS2012_nohara_h.pdf
16) 日本循環器学会, 他：循環器病の診断と治療に関するガイドライン（2010年度合同研究班報告）. 虚血性心疾患に対するバイパスグラフトと手術術式の選択ガイドライン（2011年改訂版）
http://www.j-circ.or.jp/guideline/pdf/JCS2011_ochi_h.pdf
17) 福井寿啓, 高梨秀一郎：急性冠症候群の外科治療. 診断と治療 101：129-135, 2013
18) 高橋哲也：心疾患患者に対する理学療法－評価技術とアプローチの実際. 理学療法学 35：150-158, 2008
19) 日本循環器学会, 他：循環器病の診断と治療に関するガイドライン（2010年度合同研究班報告）. 大動脈瘤・大動脈解離診療ガイドライン（2011年改訂版）
http://www.j-circ.or.jp/guideline/pdf/JCS2011_takamoto_h.pdf
20) 長山雅俊：胸部大動脈疾患患者の手術症例ならびに保存症例のリハビリテーション. Journal of Clinical Rehabilitation 20：724-729, 2011
21) 白石裕一, 白山武司, 松原弘明：デバイスインプラント後の心臓リハビリテーション. 循環器専門医 19：283-290, 2011
22) Davids JS, McPherson CA, Earley, C et al：Benefits of cardiac rehabilitation in patients with implantable cardioverter-defibrillators：a patient survey. Arch Phys Med Rehabil 86：1924-1928, 2005
23) 花房祐輔, 牧田 茂：重症心不全に対する補助人工心臓（VAS）と理学療法. 理学療法ジャーナル 46：785-789, 2012
24) Slaughter MS, Rogers JG, Milano CA, et al：Advanced heart failure treated with continuous-flow left ventricular assist device. N Engl J Med 361：2241-2251, 2009
25) Evans WJ, Morley JE, Argilés J, et al：Cachexia：a new definition. Clin Nutr 27：793-799, 2008
26) Braunwald E：Biomarkers in heart failure. N Engl J Med 358：2148-2159, 2008
27) 遠藤 剛：IGF-1 シグナリングによる筋形成とその破綻による筋疾患. 実験医学 30（増刊）：148-156, 2012
28) Gielen S, Sandri M, Kozarez I, et al：Exercise training attenuates MuRF-1 expression in the skeletal muscle of patients with chronic heart failure independent of age：the randomized Leipzig Exercise Intervention in Chronic Heart Failure and Aging catabolism study. Circulation 125：2716-2727, 2012
29) 日本静脈経腸栄養学会：静脈経腸栄養ガイドライン―第3版―. 照林社, 2013
30) 高橋哲也：運動療法. 心臓リハビリテーション必携. 日本心臓リハビリテーション学会（編）, pp222-231, 日本心臓リハビリテーション学会, 2010
31) 満田年宏 訳・編集：医療施設における消毒と滅菌のためのCDCガイドライン. ヴァンメディカル, 2011
32) 日本蘇生協議会・日本救急医療財団：JRC 蘇生ガイドライン 2010. へるす出版, 2011
33) 日本救急医療財団心肺蘇生法委員会：改訂4版救急蘇生法の指針 2010（医療従事者用）. へるす出版, 2011
34) 日本救急医療財団心肺蘇生法委員会：改訂4版救急蘇生法の指針 2010（市民用・解説編）. へるす出版, 2011
35) American Heart Association：BLS for Healthcare Providers. American Heart Association, 2011
36) American Heart Association：アメリカ心臓協会 心肺蘇生と救急心血管治療のためのガイドライン2010のハイライト日本

知識・治療 編

●文献

語版，2010
http://eccjapan.heart.org/pdf/ECC_Guidelines_Highlights_2010JP.pdf
37）Holzer M：Targeted temperature management for comatose survivors of cardiac arrest. N Engl J Med 363：1256-1264, 2010
38）Froese AB, Bryan AC：Effects of anesthesia and paralysis on diaphragmatic mechanics in man. Anesthesiology 41：242-255, 1974
39）Kress JP, Hall JB：Sedation in the mechanically ventilated patient. Crit Care Med 34：2541-2546, 2006
40）大塚将秀：成人における気管チューブの抜管基準．日集中医誌 19：340-345, 2012
https://www.jstage.jst.go.jp/article/jsicm/19/3/19_340/_pdf
41）Koster S, Hensens AG, van der Palen J：The long-term cognitive and functional outcomes of postoperative delirium after cardiac surgery. Ann Thorac Surg 87：1469-1674, 2009
42）Rudolph JL, Jones RN, Levkoff SE, et al：Derivation and validation of a preoperative prediction rule for delirium after cardiac surgery. Circulation 119：229-236, 2009
43）Lipowski ZJ：DELIRIUM：Acute Brain Failure In Man. p492-493, Charles C Thomas Publisher, 1980
44）Guenther U, Theuerkauf N, Frommann I, et al：Predisposing and precipitating factors of delirium after cardiac surgery：a prospective observational cohort study. Ann Sur 257：1160-1167, 2013

在宅・高齢者・小児 編

第 11 章　在宅

第 12 章　高齢者の特徴と心臓管理

第 13 章　小児の特徴と心臓管理

在宅・高齢者・小児 編

第11章 在宅

A. 評価内容

> **Q** なぜ運動療法を実施する時に，評価内容について知らなければならないのですか？
>
> **A** 在宅では医学的情報が少ないために在宅環境に適した評価を選択し，自らの手によって必要な最新情報を得なければならない。

1. 在宅における医学的情報

	病院・施設	在宅
医師・看護師 からの情報	・入手しやすい ・情報が最新	・入手しづらい ・情報が古い
臨床検査 データ	・入手しやすい ・詳細情報が豊富	・入手しづらい ・情報が乏しい
評価・モニタ リング機器	・種類が多い ・機能が多い	・種類が少ない ・機能が少ない

表1 病院・施設と在宅での医学情報環境の違い

- 在宅では医師や看護師の診察・看護記録などの情報，血液検査データやX線・MRI画像などの詳細な医学的情報が入手しづらい環境にある（表1）。
- 在宅では利用者の最新情報（病状）はセラピスト自らの手で入手しなければならず，在宅環境に適した評価内容を選択し，客観性，共通言語の使用に配慮する。
- **介入前に確認すべきポイント**
  ①病状の経過（治療や合併症，内服薬など）
  ②在宅リハビリテーションの指示が出た経緯
  ③現在の身体機能・活動能力や生活環境など

2. 在宅で実施する評価（アセスメント）

a. 循環器疾患患者の病状把握に必要な評価（表2）

- 問診：心血管イベントの確認，自覚症状，睡眠，尿量，息切れ（話しかけに対する反応）など
- 視診：顔色，表情，むくみ（浮腫），頸静脈怒張など
  ⇒脳や末梢組織への血液供給不足，腎血流減少，水・塩分の体内貯留の確認のため
- 触診：四肢や皮膚の状態（むくみ，乾燥，冷感など），心尖拍動，スクラッチテストなど
  ⇒末梢組織への血液供給不足，交感神経の過度な緊張の確認のため
- 聴診：心音，呼吸音，腹部蠕動音，血管雑音など
- バイタルサイン：体温，血圧，脈，呼吸数
- その他：打診，経皮的酸素飽和度（SpO_2），心電図モニタリング（図1），Borg（ボルグ）スケールなど

A. 評価内容

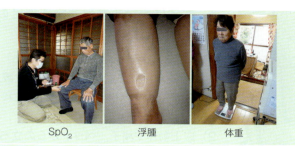

SpO₂　　　浮腫　　　体重

意識レベル，顔色，表情，内服状況，睡眠，体重，排泄（尿量），食事（塩分・水分量），疲労，胸部症状（動悸，胸痛），浮腫，息切れ（呼吸困難），経皮的酸素飽和度（SpO₂），頸静脈怒張，バイタルサイン（体温，呼吸数，脈拍，血圧），心尖拍動，呼吸音，心音，心電図，四肢冷感，脱水，腹部症状，痛み，うつ，認知機能，転倒，生活環境など

表2　循環器疾患患者の病状把握に必要な精神・身体・生活に関する評価（アセスメント）項目

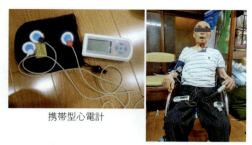

携帯型心電計

図1　携帯型心電計による心電図モニタリング

留意点

①在宅では病院や施設と同じような医学情報が得られないことが多く，評価できる内容も限られる。
②機器に頼りすぎず，自身の五感をフル活用する。
③「いつもと何が違うか」を意識しながら対応する。

b. 在宅で可能な循環器疾患症例の運動機能評価

- 在宅での運動機能評価を行う場合は，表3に示す条件を兼ね備えていることが望ましい。

1）ハンドヘルドダイナモメータ（HHD）による筋力評価（図2）

- 狭いスペースでも評価できる
- 評価の信頼性・客観性がある
- 測定機器は安価で持ち運びができる
- ADLの可否などの明確な基準値がある

表3　在宅での運動機能評価が備えるべき条件

- 持ち運びや客観性に優れた筋力評価である。
- 等尺性膝伸展筋力は日常生活動作の可否判断や歩行自立などの基準値が多く報告されている[1]。
- 端座位で下腿下垂症（膝関節90度）をとり，固定レベルを用いて下腿遠位にセンサーを固定し，最大等尺性収縮を行わせる。
- 測定値はNm/kgまたはkgf/kgで示されることが多い。
- 通常はプラットホームを用いるが，在宅ではプラットホームが無いため，十分な固定が可能な四足椅子などで代用する。

2）modified functional reach test（M-FRT）によるバランス評価（図3）

- M-FRTを使用することで，狭いスペースで実施可能なバランス能力評価である。
- 日常生活動作の可否や転倒予測などの基準値が多く報告されている[2]。

3）short physical performance battery（SPPB）

- バランステスト，4m歩行テスト，椅子立ち上がりテストから構成される心不全などの機能的予後のアウトカム指標[3]である。

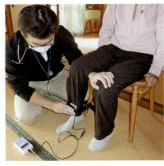
図2 HHDによる筋力評価

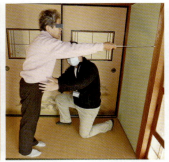
図3 M-FRTによるバランス評価

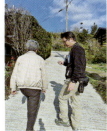
a. 坂道歩行

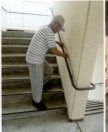
b. 階段昇降

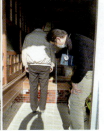
c. 段差昇降

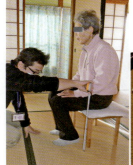
d. 立ち上がり

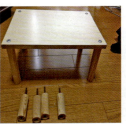
e. 調節式立ち上がり台

図4 循環動態を加味したADL評価

c. 在宅における循環器疾患患者のADL評価

1) 坂道，階段や段差（図4 a, b, c）
   - 傾斜や距離，蹴上げの高さや段数，手すりの有無，遂行時間などについて評価する。
2) 床上動作や椅子，ベッドからの立ち上がり（図4d）
   - 高さ，頻度，自覚症状などについて評価する。調節式の立ち上がり台（図4e）などを用いるとよい。

d. 循環器疾患患者の在宅生活状況の評価

日常行動や食事などを1週間記録してもらうとよい。
- 身体活動量（外出頻度，歩数，歩行距離など）
- 食事状況（食事内容，塩分・水分量，体重など）
- 心血管イベントの有無や内服管理状況など

> **留意点**
> ①個々の在宅スペースで安全に実施可能か，また客観性があるかどうかを常に意識する（表3）。
> ②評価の際には測定結果や動作遂行の可否のみならず，心拍血圧反応，不整脈の有無，自覚症状などを加味して総合的に判断する。

（平野康之）

B. 環境整備

 なぜ運動療法を実施する時に，環境整備について知らなければならないのですか？

 在宅では個々に生活環境や動作方法などが異なり，知らないうちに循環器系に過剰な負荷を与えてしまう可能性がある。

1. 循環器系に影響を与える在宅の環境要因

- 気候（温度，湿度，住宅構造，空調設備など）
- 住環境（階段，段差，手すりの有無など）
- 近隣環境（坂や階段，スーパーや駅の位置，交通手段など）
- 排泄（立ちしゃがみ，便の硬さ，いきみ動作など）
- 入浴（温度変化，静水圧，ヒートショック，脱水など）
- 歩行（外出場所や頻度，移動距離，荷物の量など）
- 家事動作（買い物，洗濯物干し，窓掃除など）
- 和式生活（畳生活，布団の上げ下ろしなど）
- 交友関係（独居，近所付き合い，ストレスなど）

表1　在宅において循環器系に影響を与える環境要因

- 就寝時（起床前）
- 入浴時
- 排便時
- 坂道歩行や階段昇降時
- 急激なストレス体験時
- スポーツ実施時（マラソンなど）
- 体調不良（過労，睡眠不足）など

表2　心臓突然死発生時の主な状況

- 在宅は病院と違って，利用者を取り巻く生活環境が同じではないため，環境によっては循環器系に過剰な負荷を与えていることも少なくない。
- 循環器系に影響を与える環境要因の代表的な因子には，外的要因（気温や湿度，生活様式など）と内的要因（ストレス，動作方法など）がある（表1）。
- これらの環境要因が血圧変動や冠動脈攣縮，不整脈の誘発などの原因となり，その結果，冠動脈疾患の発症や突然死につながることが多い（表2）。
- 突然死は「症状が出現してから24時間以内の予期しない内因死」と定義される。わが国では年間約10万人の突然死があり，このうち約6万人が心臓の異常が原因となる心臓突然死といわれている。
- 心臓突然死の原因は，急性心筋梗塞，狭心症，不整脈，心筋疾患，弁膜症，心不全などがあり，その中でも急性心筋梗塞が最も多い。
- 突然死の大半は在宅で発症しており，その主な状況は就寝時や入浴・排便時である。

2. 気候（温度や湿度）が循環器系に与える影響

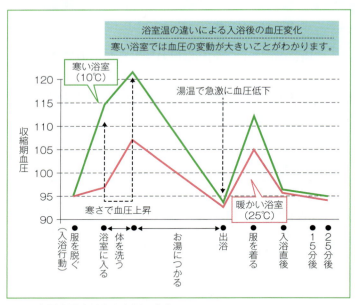

図1　冬季の浴室温度と血圧の変化
(Kanda K, Ohnaka T, Tochihara Y, et al：Effects of the thermal conditions of the dressing room and bathroom on physiological responses during bathing. Appl Human Sci 15：19-24, 1996 より)

- 暑熱環境では，産生される熱放散のため皮膚血流量が増加し，静脈還流量が減少して1回心拍出量が低下する。さらに骨格筋の血流量減少が生じ，作業能力が低下するとともに，脱水症も起こしやすい。
- 夏季は熱中症計などを用いて気温・湿度を客観的に評価するとともに，適切な温度調整を行い，十分な休息と水分補給に努める。
- 寒冷環境では，暖かい場所から寒い場所に移動した際に急激な温度変化で身体がダメージを受けることによる，ヒートショックを生じる危険性が高い（図1）。
- ヒートショックを予防するため，著明な気温差を防止する対策（防寒，室内温度の調整など）が必要である。

> **留意点**
> 在宅では，身体状況以外に気温や湿度などの生活環境にも考慮する。特に夏季の熱中症や冬季のヒートショックには注意が必要である。

3. 循環器系への影響を少なくする環境整備や工夫のポイント[5]

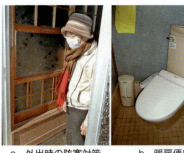
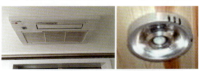

a. 外出時の防寒対策　　b. 暖房便座
c. 浴室，トイレの暖房機器
図2　過剰な温度差をなくす対策

a. 外出時の防寒対策
- 冬季の外出時には防寒着（コート，ハイネックなど），マフラー，マスク，帽子，手袋などを着用する（図2a）。
- 首元（圧受容体）が急な寒気にさらされると急激な血圧上昇を招くため，必ず室内から着用する。

b. 家の中の温度差対策
- 居室との温度差が生じやすい廊下，トイレ，脱衣所，浴室などに暖房対策を施す（図2b, c）。

c. 水分補給
- 睡眠時の発汗や入浴，運動後などでは血液が濃縮するため，入浴前後にコップ1杯の水を補給する。

B. 環境整備

- 入浴前にアルコールは飲まない
- 冬場は脱衣室と浴室を暖かくする
  ⇒シャワー給湯を15分実施する，浴室暖房の設置など
- 床にスノコやマットを敷く
- 一番風呂をひかえ，入浴時間は短時間にする
- 入浴中，家族などが声かけをする
- 風呂の温度を38〜40℃と低めに設定する
- 「かけ湯」や「半身浴」を組み合わせる
- 入浴前後にコップ1杯の水分を補給する
- 収縮期血圧が180 mmHg以上，または拡張期血圧が110 mmHg以上ある場合は入浴を控える

表2　入浴時の心事故リスク回避対策

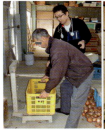 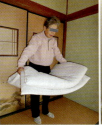 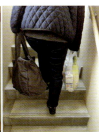

a. 重量物の運搬　　b. 布団の上げ下ろし　　c. 買い物

図3　血圧が上昇しやすい日常動作

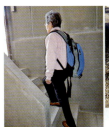 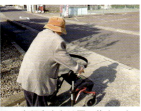

a. リュックサックの使用　　b. 歩行車または買い物カートの使用

図4　血圧の上昇を少なくする工夫

d. 入浴環境，方法の工夫（表2）。

- 42〜43℃の高い温度は血圧上昇のリスクが高い（41℃を境に死亡者数が増加する）。
- 温熱作用と静水圧作用に配慮する。

e. トイレ環境，排泄方法の工夫

- 洋式便器への変更や暖房便座（図2b）を使用する。
- 息止め（バルサルバ効果）を回避する。
- 軟便剤を処方してもらう。

f. 日常動作による過度な血圧上昇の回避

- 血圧上昇を伴いやすい動作は服用薬内服後2時間程度経過してから遂行する。
- 外出の際は坂道や階段などを避け，移動距離に応じて十分な休息を取る。
- 荷物運搬や窓掃除などの上肢の反復または持続動作（図3）では，反復回数を少なくし持続時間を短くする。
- 荷物運搬の際は重量を軽くし，両手で均等に持つ，またはリュックサックやカートを使用する（図4）。

> **留意点**
> ①気温変化や運動負荷に伴う心拍血圧変動が極力少なくなるように環境を整備する。
> ②動作遂行時の息止めを回避し，息を吐きながらゆっくりとした動作を身に着ける。
> ③連続，反復など過負荷な動作を回避する。

（平野康之）

在宅・高齢者・小児 編

C. 実施のポイント

Q なぜ在宅での運動療法を実施する時に，実施のポイントについて知らなければならないのですか？

A 在宅では，セラピスト自身が運動療法実施の可否や中止の判断を行い，在宅環境に最適な運動方法を選択して実施する必要がある。

1. 運動療法実施に先立って確認すべきこと

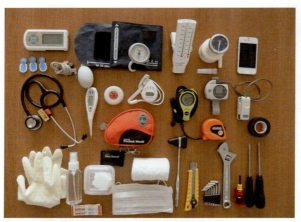

図1　安全な運動療法実施に必要な機器・備品
・血圧計・体温計・聴診器・携帯型心電計
・肺活量計・パルスオキシメータ・熱中症計
・ピークフロー・工具類・弾性包帯・メジャー
・ポケットマスク（フェイスシールド）
・ストップウォッチ・携帯電話（スマートフォン）
・感染防止具（手袋，マスク，消毒液など）など

在宅では運動療法実施にあたって使用できる機器・備品が限られることから，利用者の病状や安全管理のために必要な機器・備品を適切に選択し，訪問時に持参する（図1）。また，機器については取扱いを熟知し，電池切れや不具合などがないか事前に確認する。

a. 運動療法開始に先立っての確認および判断事項

運動療法実施に先立ち，以下の手順で情報収集や評価（アセスメント）を行い，実施の可否判断を行う。

- **利用者の病状や生活状況の情報収集**：数日の経過や受診（往診）時の情報，内服薬の変更，生活状況の変化などについて家族（介助者）・他職種からの情報収集を行う。
- **循環器系理学所見のアセスメント**[6]：五感をフルに活用して，運動実施の可否判断や病状変化の予測に必要な情報を得る。
  ①環境評価：気温，湿度，生活導線など
  ②問診：意識，呼吸困難，疲労，動悸，胸痛，乏尿，食事（水分量），内服状況など
  ③視診：顔色，頸静脈怒張，四肢形状変化など
  ④触診：四肢冷感，浮腫（図2a），心尖拍動など
  ⑤聴診：呼吸音・心音（図2b），スクラッチテストなど
  ⑥バイタルサイン：体温，呼吸数，脈拍，

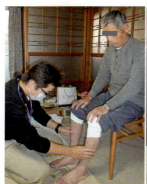
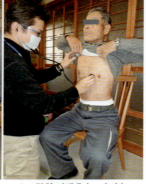

a. 触診（浮腫）　　b. 聴診（呼吸音・心音）

図2　訪問時に行う循環器系理学所見アセスメントの実際

C. 実施のポイント

　　血圧
　⑦その他：打診，SpO$_2$，心電図，体重など
- 運動療法実施の可否判断：得られた情報から，運動実施の可否について明確な基準を用いて判断する(表)。
- 病状変化の予測と対応の備え：これまでの運動療法の経過やアセスメント内容から考えられる病状変化を予測した上で，緊急時対応の備えを図る。

2. 在宅での運動療法の実際

a. 運動療法実施の手順

心拍血圧反応，心電図モニタリング，自覚症状の確認は重症度などに応じて実施頻度を調整し，状況に応じて運動療法の中止も判断する(表)。

●在宅リハビリテーションを実施しない方が良い場合
安静時心拍数120拍以上(瞬時の上昇は含まない)
血圧が不安定(体位変換だけで低血圧症状が出現)
血行動態の安定しない不整脈(新たに出現した心房細動，Lown Ⅳb以上のPVC)
安静時から頻呼吸，酸素化不良(SpO$_2$<90%)
乏尿で体重が増加している(>1.8 kg/3日)
全身の倦怠感，疲労感がとれない
最低限のモニタリング機器が使用できない
決められた薬を内服していない
●在宅リハビリテーションを中止した方が良い場合
収縮期血圧の過上昇(>180 mmHg以上)
めまいや冷感などの低血圧症状を伴う血圧低下
頻呼吸(30回以上)，過度の息切れ(RPE>15)
胸痛，全身疲労，下肢関節痛などの自覚症状出現
運動による不整脈の増加(PVC 10回/分以上)
運動による心電図変化(虚血性ST下降1 mm以上)
患者が拒否した場合
安全なモニタリングができない時(機器不具合など)

表　運動療法実施の可否および中止の判断基準
PVC：心室期外収縮
(高橋哲也：循環障害に対する理学療法の理論と実際．理学療法福岡 24：33-38, 2011 より改変)

- 手順1　準備運動，ストレッチ
  利用者の身体状況に合わせて準備運動やストレッチを行って，運動に伴う傷害予防に配慮する。
- 手順2　レジスタンストレーニング
  在宅の場合は特別な機器を用いない方法(重錘バンドや自重負荷など)が望ましい。特に椅子からの立ち上がりは日常動作と密接に関連し，手軽に場所を選ばず実施できる上に，筋力水準の目安にもなる。1 repetition maximum(1RM)による負荷量設定を行う場合は，等尺性膝伸展筋力測定が可能であれば以下の予測式[8]が活用できる。

  予測式：1RM＝等尺性膝伸展筋力値 × 0.187 ＋ 0.188

- 手順3　有酸素運動
  歩行は最も手軽で，生活に密着した運動であるが，負荷量(速度，距離など)設定が煩雑となり，モニタリングも実施しづらい。自転車エルゴメータは，気候の影響がなく，モニタリングしやすい上に転倒リスクも少ない。
- 手順4　整理体操および実施後の状態観察
  自覚症状やバイタルサインの回復遅延に注意する。
- 手順5　訪問記録の作成および必要に応じた報告
  訪問記録を作成し，フィードバックを行うとともに，必要に応じて医師や看護師への報告・連絡・相談，他職種への情報提供を行う。

b. その他の介入

- 介入経過をみながら自主トレーニングプログラム（図3a）を設定して，介入日以外での運動実施を促す。
- 歩数計や記録表（図3b, c）などを活用するとよい。

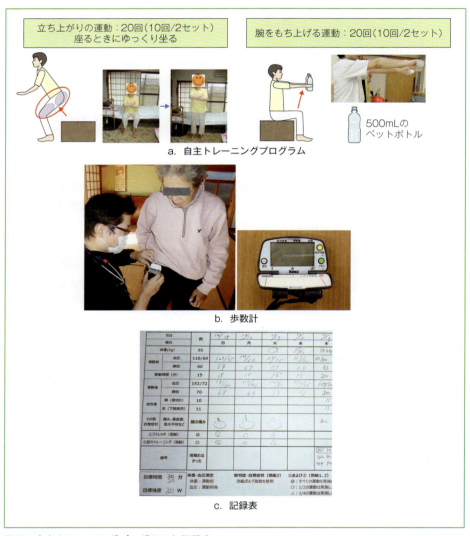

図3 自主トレーニングプログラムと記録表

留意点

①在宅でも実施可能な客観的根拠をもとにしたプログラムを立案し，実施する。
②運動療法実施の可否や中止基準など安全管理を徹底する。

（平野康之）

D. 法律，資源，サービス

Q なぜ運動療法を実施する時に，法律，資源，サービスについて知らなければならないのですか？

A 法律や資源を知ることにより，個人の病状またはライフスタイルに適した有益なサービスの活用や支援が受けられる。

1. 在宅での運動療法実施に関連する法律（制度）

1983年	老人保健法制定
1988年	厚生労働省指定運動療法施設設置
1991年	老人保健法改訂（老人訪問看護創設）
1992年	医療法42条施設設置（老人訪問看護ステーション創設）
	訪問看護の一環として理学療法士によるリハビリテーションサービス開始
1995年	医療施設と予防施設等との合築
1996年	運動療法指導管理料新設（高血圧症を主病とする患者）
2000年	運動療法指導管理料対象拡充（高脂血症・糖尿病追加）
	介護保険開始
2002年	健康増進法，生活習慣病指導管理料
2003年	介護予防・地域支え合い事業改定
2005年	健康フロンティア戦略開始
2006年	介護保険法改訂（新予防給付施行）
2007年	新健康フロンティア戦略
2008年	特定健診・特定保健指導開始

表1　運動療法実施に関連する法律（制度）の変遷

『医療法第42条』
　医療法人は，その開設する病院，診療所又は介護老人保健施設の業務に支障のない限り，定款又は寄附行為の定めるところにより，次に掲げる業務の全部又は一部を行うことができる。
　4　疾病予防のために有酸素運動（継続的に酸素を摂取して全身持久力に関する生理機能の維持又は回復のために行う身体の運動を言う。次号において同じ）を行わせる施設であって，診療所が附置され，かつ，その職員，設備及び運営方法が厚生労働大臣が定める基準に適合するものの設置
　5　疾病予防のために温泉を利用させる施設であって，有酸素運動を行う場所を有し，かつ，その職員，設備及び運営方法が厚生労働大臣が定める基準に適合するものの設置

表2　医療法第42条（第4号および第5号）（抜粋）

　在宅での運動療法を実施・継続するにあたり，表1に示す法律（制度）を知ることで，個人に合った支援が受けられ，費用負担の軽減などがはかれる。

a. 医療法42条：施設

- 医療法第42条第4号及び第5号（表2）において，「医療法人」は，疾病予防のためにフィットネス施設を併設し，運動施設の収入源として，生活習慣病管理料・疾病予防のための利用としてフィットネスクラブ的な会費や施設使用料が得られる[9]。

b. 生活習慣病指導管理料（旧運動療法指導管理料）

- 高脂血症，高血圧症，糖尿病を適応とする包括診療点数である。
- 2002年4月より，運動療法指導管理料から生活習慣病指導管理料に改組されて，算定の条件も緩和された。

c. 介護予防・地域支え合い事業

- 要援護高齢者やその家族を中心に，要介護・生活支援・家族介護支援サービスを提供することにより自立と生活の質を確保するとと

もに健康づくり活動，寝たきり予防の啓発などにより，健やかで活力ある地域づくりを推進し，総合的な保健福祉の向上を目的とした政策である。

d. 健康フロンティア戦略

- 国民の「健康寿命」を伸ばすことを基本目標に置き，「生活習慣病予防対策の推進」と「介護予防の推進」を柱とする2005年からの10カ年戦略(健康寿命を2年程度伸ばす，心疾患死亡率を25％改善など)である。

e. 特定健診・特定保健指導

- 生活習慣病，特にメタボリックシンドロームの該当者・予備軍を減少させることを目的に，医療保険者で40〜74歳を対象とした特定健診・特定保健指導が義務化された。
- 健診ではステップ1〜4の手順を踏んで，保健指導対象者の選定と階層化を図り，各レベルに応じた保健指導を行う(図1)。

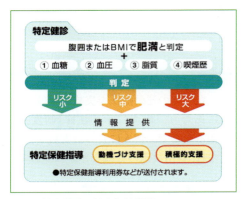

図1 特定健診・特定保健指導
(広島県集団検診協会
http://www.mdx-h.or.jp/checkup/healthguidance.html より)

2. 在宅における運動療法実施にあたってのサービス，資源

身近なサービスや資源を活用することによって，適切な指導や管理のもとに運動療法の実施や継続がはかれる。

a. 訪問リハビリテーション

重度心不全や重複障害により，通院不可能または介護保険における居宅サービスでは対応が困難な場合が対象となる。

- 医師と理学療法士(physical therapist：PT)が患者宅へ直接訪問し，リハビリテーションの指示や内服薬の調整を実施する。
- PTは，理学療法の実施，疾病管理や住環境整備のアドバイス，他の訪問スタッフとの連携や引継ぎなどを実施する。
- 医師は1回/2週間から1カ月，PTは1回/週で訪問し，訪問期間は約1〜3カ月程度とする[10)11)]。

【診療費】
　在宅患者訪問診療料：830点(医師)
　在宅患者訪問リハビリテーション指導管理料：
　　300点×単位(PT，OT，ST)
上記ほど重症でない場合は，介護保険サービス(表3)

- 訪問介護
- 訪問入浴介護
- 訪問看護
- 訪問リハビリテーション
- 通所介護(デイサービス)
- 通所リハビリテーション(デイケア)
- 短期入所生活介護(ショートステイ)
- 小規模多機能型居宅介護
- 特定施設入居者生活介護事業者
- 福祉用具貸与

表3 介護保険における代表的な居宅サービス

D. 法律，資源，サービス

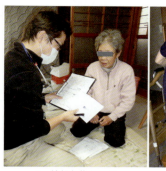
a. 情報収集と評価

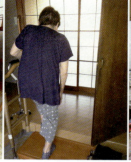
b. 運動療法と動作指導

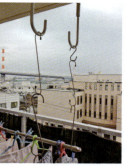
c. 生活環境整備

図2　介護保険を利用した訪問リハビリテーションの実施場面

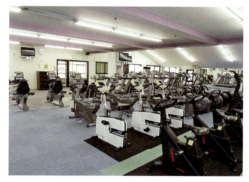

図3　指定運動療法施設
フィットネスクラブ　ハッピー徳島（徳島市）
（平成3年に四国初の厚生大臣認定健康増進施設を取得し，翌年厚生大臣認定指定運動療法施設を取得）

を利用し，病院または訪問看護ステーションなどからの訪問リハビリテーション（図2）の利用が可能である。

【介護報酬】
　訪問リハビリテーション費：305単位（1単位20分）
　訪問看護Ⅰ-5：316単位（1単位20分）
　サービス提供責任者と連携した場合の加算：300単位

b. 指定運動療法施設

- 健康増進施設認定制度により厚生労働大臣の認定を受けた健康増進施設のうち，一定要件を満たし，厚生労働省が運動療法を行うに適した施設として指定された施設である（図3）。
- 医師の指示に基づく運動療法を実施する際に必要となる利用料金について，所得税法第73条の規定する医療費控除の対象となる。

留意点

　指定運動療法施設における利用料金の控除対象となるのは，高血圧症，高脂血症，糖尿病，虚血性心疾患等の疾病を有し，医師の運動処方せんに基づいて運動療法が行われ，およそ週1回以上の頻度で，8週間以上の期間にわたって実施されなければならない。

（平野康之）

E. 患者同士の支え合い（サポートグループ）

 Q なぜ運動療法を実施する時に，患者同士の支え合いについて知らなければならないのですか？

 A 患者同士が悩みを共有し，支え合うことで，病気の治療や運動の継続などに前向きに取り組むことができるようになる。

1. 冠危険因子としての心理社会的因子

- タイプA行動パターン
- 敵意性*
- 抑うつ
- 社会的孤立・サポート
- 社会経済的地位
- 職業性ストレス

表1　心理社会的因子
*対人関係における他人への陰性態度

- 冠動脈疾患の発症，進展に関与する冠危険因子の代表的なものには高血圧，高コレステロール血症，喫煙，糖尿病に加えて，心理社会的因子などがある（表1）。
- 社会的サポートには構造的なサポートと構造物から与えられる機能的サポートがある（表2）。それら社会的因子の心事故に対する影響力は，健常人で1.4～3.8倍，冠動脈疾患患者で1.5～6.5倍と報告されている[12]。
- 同じ疾患をもつ患者や家族が，交流や何らかのつながりを持ち，お互いの悩みなどを分かち合うことで心理社会的なサポートが得られ，治療や運動継続（二次予防），介護などの精神的な負担の軽減を図ることができる。これらの代表的なものには表3に示す集まりや組織があり，全国または都道府県レベルで公な活動をしている集まりもある。

【家族会】
　難病や重篤な疾患患者を家族にもつ人たちが，悩みを分かちあい，共有し，連携することでお互いに支えあう会。

【当事者の組織（団体）】
　難病や循環器疾患などを患う当事者自身が仲間と悩みや心配ごと，人生の希望を分かちあい，支えあって活動する集まり。

サポートの種類	内容	具体例
構造的サポート	個人にサポートを提供できるネットワークの広がりを指し，社会的統合とネットワークの2つの下位概念からなる	交流の頻度，親密なつながりの数，婚姻状態，教会や何らかの集団に属しているかなど
機能的サポート	健康の維持・増進のための機能であり，必要とするサポート，知覚されたサポート，実行されたサポートの3つの下位概念からなる	経済的な援助，必要な情報，情緒的な援助など

表2　社会的サポートの分類

組織（団体）	組織例
家族会	精神障害者家族会，認知症家族会，難病患者家族会など
当事者組織（団体）	難病患者の会，失語症友の会，ICD友の会など
セルフヘルプグループ	アルコール依存，ギャンブル依存，不妊症，その他の疾患をもつ者たちの自助グループなど

表3　患者や家族をサポートしてくれる代表的な集まり

E. 患者同士の支え合い（サポートグループ）

●効果
同じ悩みを話し合うことで仲間がいることを実感できる
当事者同士の情報交換ができる
ストレスの緩和，リハビリテーションや治療継続の励みになる
交流会や旅行などに参加することで活動範囲が広がる
勉強会などに参加することで病気などの理解が深まる

●課題
役員などになった場合の負担が大きい
会員が地理的に分散しているため，個別対応が難しい
活動資金の不足

表4　組織の活動や集まりに参加することの効果と課題

【セルフヘルプグループ（自助グループ）】
同じ問題を抱えた人（患者）と自発的に，当事者の意志でつながり，結びついた集団。

- 組織の活動や集まりに参加することにより，同じ悩みを共有できる仲間の存在，当事者が必要としている情報の交換，活動範囲の拡大といった効果が認められたとの報告がある。
- 組織の活動や集まりの運営に伴う世話人などの役割負担や活用できる社会資源に関する情報不足，資金不足などの課題もある（表4）。

- 心疾患患者や家族のすべてが組織や集まりに参加し，積極的な交流をはかることを好む者ばかりではないことから，このような組織や集まりに参加せずとも個人，家族をサポートできるような手段（インターネットなど）を活用した取り組みも必要である。

2. 循環器疾患患者および家族をサポートする組織

- 循環器疾患患者や家族をサポートする組織は地域から全国的なものまで幅広く存在する（表5）。

【ハート・プラスの会】
内部障害患者および内臓疾患患者について，一般の人が抱いている障害の認識を塗り替え，より内部障害・内臓疾患の理解を得られるように結成された組織である。

【日本ICDの会】※ICD：植え込み型除細動器
ICD患者が現在置かれている環境を踏まえ，医療に関する最新情報の交換やさまざまな機関との対外的折衝を行うことにより，患者や家族の「生活の質の向上を図ること」を目的としている会である。

名称	組織の概要・目的	URL
ハート・プラスの会	内部障害，内臓疾患患者の理解と暮らしの向上および福祉を増進する。	http://www.normanet.ne.jp/~h-plus/
日本ICDの会	致死性不整脈疾患患者及びその家族に対して，ICDを中心とした最新医療に関する事業を行うとともに情報交換等を通じて生活の質を向上させる。	http://www.japan-icd.org/
日本心臓ペースメーカ友の会	心臓ペースメーカによって生命を救われたことを認識し，感謝，報恩，奉仕の精神に基づいて会員の適切な健康管理ならびに健全快適な日常生活の確保を図り，以て社会福祉の向上に貢献する。	http://homepage3.nifty.com/pm-tomonokai/index.html
全国心臓病の子どもを守る会	医療制度の改善と社会保障及び教育制度の充実等，心臓病児者とその家族の幸せのために活動すること	http://www.heart-mamoru.jp/
心臓病者友の会（心友会）	会員相互の親睦と助け合いをはかり，心臓病者の精神的，社会的問題を話し合い，その解決につとめる	http://www.sinyuukai.org/

表5　循環器疾患患者および家族をサポートする組織

在宅・高齢者・小児 編

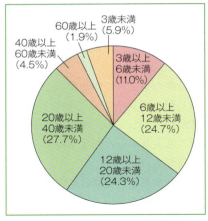

図1　先天性心疾患患者の年齢別内訳
(全国心臓病の子どもを守る会：知っていますか？成人先天性心疾患の現状とケア　先天性心疾患と生きる．ハートナーシング 23：862-863，2010 より)

【日本心臓ペースメーカー友の会】
　心臓ペースメーカによって命を救われたことを認識し，「感謝」「報恩」「奉仕」の精神に基づいて会員の適切な健康管理，ならびに健全快適な「QOL」(生活の質)の確保を図り，もって社会福祉の向上に貢献することを目的に結成された組織である．

【全国心臓病の子どもを守る会】
　昭和38年に結成され，医療制度の改善と社会保障および教育制度の充実など，図1に示す先天性心疾患などによる心臓病児者とその家族の幸せのために活動することを目的とした会である．医療講演会，学習会，療育キャンプなどの開催や機関誌の発刊などを行っている．

【心臓病者友の会(心友会)】
　全国心臓病の子どもを守る会の内部にある，15歳以上の心臓機能障害者本人のための団体である．先天性と後天性の心臓機能障害の方が在籍しており，相互の交流や情報交換，福祉や医療の勉強会を行っている．

3. 患者をサポートするその他の組織やITを活用した支援策

a. メディックスクラブ

- メディックスクラブはジャパンハートクラブ(JHC)の支援を受け，心臓病の予防や再発防止を目的とした地域を基盤とした運動療法と心臓リハビリテーションの普及活動を行うグループであり，現在，全国に20支部がある(表6)．
- 心臓リハビリテーション指導士を中心に既存施設利用型のスポーツクラブを運営し，安全で廉価なプログラムの提供が可能である．
- 地域の医療機関や日本心臓リハビリテーション学会の支援を得て，医学的根拠に基づいた運動療法を実現している(図2)．

1) メディックスクラブの運動内容と指導方法
- 参加者の病態や体力に合わせて，体操(ストレッチ)，有酸素運動，レジスタンストレーニングなどを組み合わせ，参加者個々の運動処方から逸脱しないような集団指導が中心である[14]．
- 指導者はグループの一員として位置し，メンバー中心形態のフリーフォーム型を用いることで参加者がお互いを尊重し，学び合い，励ましあえる関係が構築できる[15]．

仙台支部	前橋支部	日光支部	高崎支部	埼玉支部(準備中)
東京支部	八王子支部	三鷹支部	府中支部	静岡東部支部
京都支部	大阪支部	大阪ミナミ支部	西宮支部	岡山支部
福山支部	徳島支部	北九州支部(小倉会場，八幡会場)	久留米支部	沖縄支部

表6　メディックスクラブ支部案内(20支部)
(平成25年12月現在)

E. 患者同士の支え合い（サポートグループ）

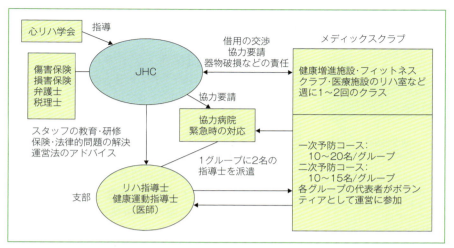

図2 メディックスクラブの概要
（伊東春樹：循環器疾患の一次・二次予防に特化したNPO法人ジャパンハートクラブの活動．臨床スポーツ医学 26：1241-1245，2009より）

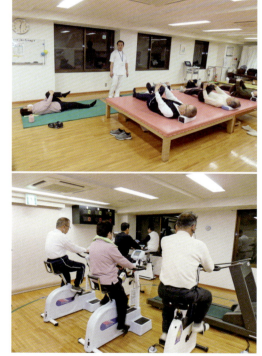

図3 メディックスクラブ徳島支部における実際の運動場面

2) メディックスクラブ参加の効果

- 参加者が体重，血圧，歩数などの時系列データを記録し，自己省察や定期的に報告することで，本人の気づきや問題点の把握・修正，運動耐容能向上や趣味の再開に効果があったと報告されている[14]。

3) メディックスクラブ徳島支部の活動

筆者が関わっている徳島支部は平成24年2月から活動を開始し，現在月2回の頻度で活動している。

- 実施時間は夕方の18時から約1時間であり，運動内容はストレッチ体操，レジスタンストレーニング，自転車エルゴメータ駆動，整理体操を実施している。
- 運動の合間に生活状況の確認を行い，必要に応じて個々の生活指導や相談に応じている（図3）。

b. ジャパンメディカルフィットネスネットワーク（JMFN）[16]

【関西メディカルフィットネス（KMF）ネットワーク】

平成13年に開設された関西医科大学健康科学センターおよびその他の医療機関と関西地域のフィットネスクラブとのネットワークであり，運動継続希望者の紹介に加え，商業フィットネス施設での運動療法施行の問題点（医療情報の共有や運動時のリスク管理など）に対して医療情報の共有やトレーナー資格の共通化などメディカルフィットネスの品質管理，資格認定などに取り組むネットワークである（図4, 5）。

JAMPS（日本メディカルパーソナルサポート協会）の設立に伴い，JMFNに名称変更され活動を継続している（図6）。

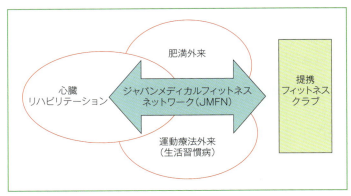

図4　ジャパンメディカルフィットネスネットワーク（JMFN）
（木村 穣：スポーツ施設との連携―ジャパンメディカルフィットネスネットワーク（JMFN）―．臨床スポーツ医学 26：1227-1233, 2009 より）

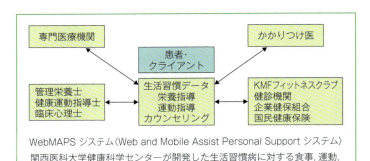

図5　医療機関，フィットネスクラブの施設連携
（木村 穣：スポーツ施設との連携―ジャパンメディカルフィットネスネットワーク（JMFN）―．臨床スポーツ医学 26：1227-1233, 2009 より）

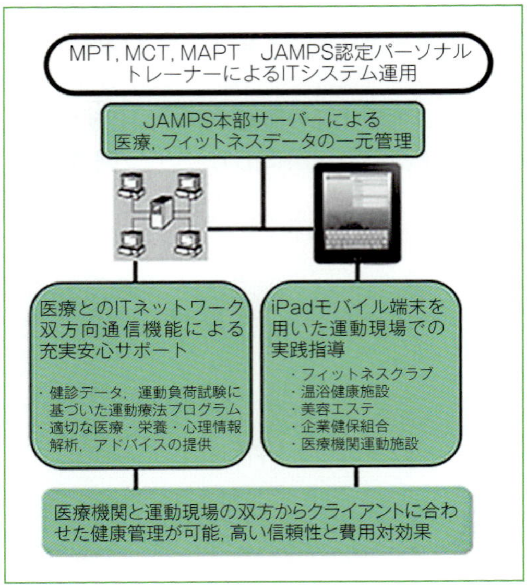

図6　日本メディカルパーソナルサポート協会認定パーソナルトレーナーによるITシステム運用の例
MPT：メディカルパーソナルトレーナー　MCT：メディカルコンディショニングトレーナー　MAPT：メディカルアクアパーソナルトレーナー
（JAMPS（日本メディカルパーソナルサポート協会）
http://www.jamps.jp/index.html より）

E. 患者同士の支え合い（サポートグループ）

c. オンライン心臓リハビリテーション[17]

インターネットを介して再発予防に向けた行動変容を支援する心臓リハビリテーションプログラムである。

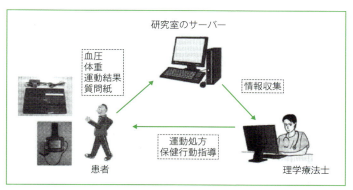

図7　オンライン心臓リハビリテーション
（萩原悠太，山田純生，永田英貴，他：脈拍監視装置を用いたオンライン心臓リハビリテーションの運動耐容能改善ならびに冠危険因子是正効果に関する予備的研究．心臓リハビリテーション 18：111-118, 2013 より）

- 対象者に脈拍モニタリング装置を装着してもらい，家庭血圧や体重，運動実施の有無をあらかじめ専用アプリケーションをインストールしたパーソナルコンピュータに入力し，自動送信された運動記録内容を運動指導者が確認したうえでフィードバックを行う（図7）。
- これらの介入により，運動耐容能の増加ならびに冠危険因子を是正する効果が認められており，時間や場所に拘束されない新たな心臓リハビリテーションの形態として期待されている。

d. その他

- 近年はスマートフォンなどの携帯端末が普及し，加速度計などの付属品を介して活動量や歩数などを自動記録するアプリケーションも開発されており，より身近に個人の運動管理や指導者によるフィードバックがはかれるようになってきている。
- メール，SNSなどを活用した患者，家族間の情報共有や励ましあいなどがより進展していくものと予測される。

> **留意点**
> 地域で健康維持増進や循環器疾患の一次または二次予防に関わる場合は，参加者の心理社会的な側面にも配慮し，患者同士の交流を促すような運動形態やプログラムの設定，関わり方などを工夫する。

（平野康之）

在宅・高齢者・小児 編

第12章 高齢者の特徴と心臓管理

A. 左室機能の低下（拡張能低下）

Q なぜ運動療法を実施する時に，左室機能の低下について知らなければならないのですか？

A 左室機能の把握は，安全に運動療法を実施するために重要である。

1. 加齢に伴う左室拡張能の低下について

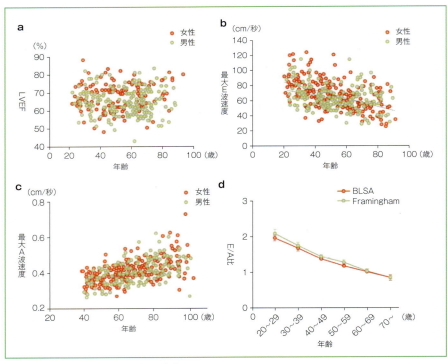

図1 年齢による心エコー指標の変化
a. LVEFの年齢別分布
b. 拡張早期充満速度（E）の年齢別分布
c. 拡張後期左室充満速度（A）の年齢別分布
d. E/Aの年齢別分布
(Lakatta EG, Levy D : Arterial and cardiac aging : major shareholders in cardiovascular disease enterprises : Part II : the aging heart in health : links to heart disease. Circulation 107 : 346-354, 2003 より改変)

A. 左室機能の低下（拡張能低下）

- 心不全症状は認められるものの左室駆出分画（left ventricular ejection fraction：LVEF）が保持された心不全（heart failure with preserved ejection fraction：HFpEF）がある[20]。
- HFpEFの多くは，左室拡張能の障害が原因となっている。
- 加齢に伴い心筋壁の肥厚や間質の線維化が進み，左室拡張能は低下する。また左室拡張末期圧が上昇し，左房や右房も拡張する。これらは，心房細動などの不整脈の原因となっている。
- LVEFは加齢による変化を受けないが（図1a），拡張能の指標である拡張早期充満速度（E）は20歳以降に徐々に低下し，80歳くらいまでには50％低下する（図1b）。
- 代償機構として心房が肥大し，拡張後期左室充満速度（A）は年齢とともに増加し（図1c），E/Aは低下する（図1d）[21]。

> **留意点**
> 安静時の心拍出量・左室駆出分画（LVEF）は加齢による変化を受けないとされる。ただし，心拍数は加齢とともに減少する。

2. 高齢者心不全の病態と臨床的特徴

高齢者の心不全には，左室収縮能が維持されているにもかかわらず肺うっ血が出現する，いわゆる拡張障害によるものが多い。

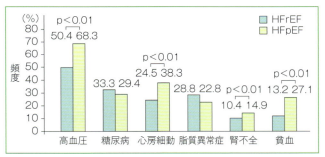

図2 Japanese Cardiac Registry of Heart Failure in Cardiology（JCARE-CARD）に登録されたHFpEF患者とHFrEF患者の合併症の比較
(Tuchihasi-Makaya M, Hamaguchi S, Kinugawa S, et al：JCARE-CARD investigators：Characteristics and outcomes of hospitalized patients with heart failure and reduced vs preserved ejection fraction. Report from the Japanese Cardiac Registry of Heart Failure in Cardiology (JCARE-CARD). Circ J 73：1893-1900, 2009より改変)

- HFpEFと収縮不全型心不全（heart failure with reduced ejection fraction：HFrEF）を比較すると，HFpEF患者は高血圧，心房細動，貧血，腎不全の合併率が有意に高かった（図2）[22]。
- HFpEFは高齢女性に，著明な高血圧を伴って急激に発症することが多く，HFrEFは冠動脈疾患の既往のある中年男性においてゆっくり発症することが多い。
- 長期予後は，全死亡率・心関連死亡率・再入院率ともに，HFpEFとHFrEF間で有意差なく予後が不良な疾患である[22]。

3. 左室機能低下症例に対する運動療法の留意点

- 拡張機能障害が素地にある場合，頻脈性心房細動などの頻脈や，急激な血圧上昇に伴い急性心不全へと進行する可能性があるので注意が必要である。
- 治療の主体は後負荷の軽減となるが，高齢者の場合，服薬や塩分制限が遵守できていない場合があるので注意が必要である。

（森尾裕志）

B. 腎機能低下，貧血

 なぜ運動療法を実施する時に，腎機能低下や貧血について知らなければならないのですか？

 心血管疾患の危険因子である腎機能低下や貧血の把握は，安全に運動療法を実施するために重要である。

1. 腎臓の生理機能と臨床症状

- 80歳以上の心不全患者の臨床背景として，高血圧・心房細動・脳梗塞・慢性閉塞性肺疾患・腎機能障害・ADLの低下が多く，中でも腎機能障害は急性期・慢性期ともに予後規定因子である[23]。
- 心不全患者の腎機能悪化に寄与する因子として，ループ利尿薬の過剰投与による血管内脱水，低心拍出量に基づく腎灌流の低下，右心不全に基づく腎うっ血などが考えられる。

> **留意点**
> 心腎連関から生じる腎機能障害が考えられ，臨床症状に注意する。

2. 腎機能障害の重症度

- **急性腎障害の重症度判定には**，血清クレアチニン（Cr）と尿量を用いた**RIFLE分類**（**表1**）などを使用する。
- **慢性腎臓病（chronic kidney disease：CKD）の重症度判定には**，推定糸球体濾過量（eGFR）や，蛋白尿を用いた**CKDの重症度分類**を使用する（**表2**）[24]。

	糸球体濾過量（GFR）	尿量
Risk	血清Crが1.5倍以上に増加もしくはGFR低下＞25％	尿量＜0.5 mL/kg/時間　6時間以上
Injury	血清Crが2倍以上に増加もしくはGFR低下＞50％	尿量＜0.5 mL/kg/時間　12時間以上
FaiLure	血清Crが3倍以上に増加もしくはGFR低下＞75％ もしくは血清Cr≧4 mg/dLで血清Cr上昇≧0.5 mg/dL	尿量＜0.3 mL/kg/時間　24時間以上 もしくは無尿が12時間以上
Loss	RRTが必要な急性腎不全が4週間以上持続	
ESKD	透析が3カ月以上必要な末期腎不全	

表1　RIFLE分類

B. 腎機能低下，貧血

原疾患	蛋白尿区分			A1	A2	A3
糖尿病	尿アルブミン定量(mg/日) 尿アルブミン/Cr比(mg/gCr)			正常 30未満	微量アルブミン尿 30〜299	顕性アルブミン尿 300以上
高血圧 腎炎 多発性囊胞腎 移植腎 不明 その他	尿蛋白定量(g/日) 尿蛋白/Cr比(g/gCr)			正常 0.15未満	軽度蛋白尿 0.15〜0.49	高度蛋白尿 0.50以上
GFR区分 (mL/分/ 1.73 m²)	G1	正常または高値	≧90			
	G2	正常または軽度低下	60〜89			
	G3a	軽度〜中等度低下	45〜59			
	G3b	中等度〜高度低下	30〜44			
	G4	高度低下	15〜29			
	G5	末期腎不全(ESKD)	<15			

表2 CKDの重症度分類
重症度は原疾患・GFR区分・蛋白尿区分を合わせたステージによる評価する．CKDの重症度は死亡，末期腎不全，心血管死亡発症のリスクを■のステージを基準に，■，■，■の順にステージが上昇するほどリスクは上昇する．
(日本腎臓学会（編）：CKD診療ガイド2012．p1-4．東京医学社，2012より改変)

3. 腎性貧血と高齢心不全患者

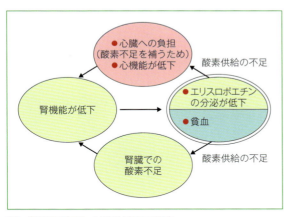

図 腎機能低下と心機能低下の関連

- 高齢心不全患者では，貧血を契機に症状が悪化する例も多い．
- 腎性貧血は，エリスロポエチン産生障害や，尿毒症性物質による造血障害などにより生じる（図）．
- 腎性貧血は一般的にCKDの重症度分類（表2）にてステージG3a〜G5で出現する可能性が高い[24]．
- 代表的な臨床症状には，頭痛，倦怠感，眼瞼結膜の蒼白，息切れ，動悸，頻脈などがある（表3）．
- 輸血療法に関しては，一般的にHb 7 g/dL未満の場合に，赤血球濃厚液の適応とされることが多い．

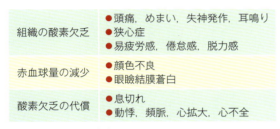

表3 貧血の臨床症状

4. 腎機能低下例に対する運動療法の留意点

- 中等度の運動負荷であれば，腎機能の悪化を誘発しない可能性が示されている[25]。
- 慢性的な貧血患者では自覚症状に乏しい場合が存在するため，末梢冷汗や頻脈，顔面蒼白といった他覚的な所見も観察する必要がある。
- 輸血療法中に運動療法を実施して良いかは，一定の見解が得られていない。しかし，輸血療法後は血管内循環量の増加に伴う血圧の変動が起こる可能性があること，加えて輸血療法の副作用としてアナフィラキシーや輸血関連急性肺障害(transfusion related acute lung injury：TRALI)などの急性に重篤な症状が出現するものもあるため，輸血実施後数時間は安静を保つことが望ましいと考えられる[26]。
- 臨床症状の注意点として，**貧血が低酸素血症時のチアノーゼ出現の有無に影響を与える**ことは把握しておく必要がある。
- ヘモグロビン(Hb)の絶対量が多い場合は，血液中の酸素飽和度が軽度低下しただけでも，還元Hbが5 g/dLを超えてチアノーゼが出現する。反対に，強い貧血がある場合は酸素飽和度が著しく低下しても還元Hbが5 g/dLを超えることが少ないため，チアノーゼは現れにくいので注意が必要である。

> **留意点**
> 表3の臨床症状に加えて，血液生化学的検査値との双方からの視点で貧血の状態を評価，把握することが望ましい。

（森尾裕志）

C. frailty（身体機能，認知機能）

> **Q** なぜ運動療法を実施する時に，frailty について知らなければならないのですか？
>
> **A** 有害な転帰に陥りやすい frailty を把握することは，運動療法を安全に実施するために重要である。

1. frailty（フレイルティ：虚弱）とは

no frailty → frailty → disability の過程は一方的でなく，可逆的で，予防や治療が可能である。

- frailty は，多くの生理機能が加齢により累積的に減退することにより生じる老年症候群であり，ホメオスターシスの障害やストレス対応能の減少を伴う[27]。
- frailty により転倒，入院，施設入居，死亡などの有害な転帰をとる可能性が高くなる[28]。
- Fried[28]らは，身体的な特徴に基づいて，簡便に特定できる frailty の表現型を定義した。それは，意図しない体重減少，疲労，衰弱，歩行速度の低下，および身体活動の減少などの特徴のうち3つ以上を有することと定義している。
- frailty とサルコペニアの概念はほとんど重複している。しかしながら，一般的な frailty の概念は，身体的要因を越え，精神的側面および認知機能，社会的サポートや環境要因を含んだ社会的側面をも包括している[27]。

2. frailty の概念

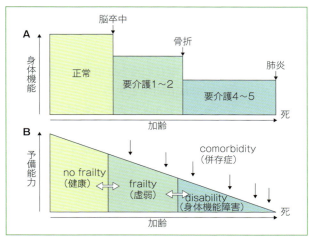

図1 老化にいたるプロセス
Aモデル：障害を引き起こす疾病の蓄積により要介護状態にいたる介護疾病モデル
Bモデル：障害につながる疾病に罹患しなくても徐々に身体的能力が低下していき，ついには身体機能障害にいたる frailty モデル
（葛谷雅文：フレイルティとは．臨栄 119：755-759，2011 より改変）

- frailty は，加齢に伴う種々の機能低下（予備能力の低下）を基盤とし，さまざまな健康障害に対する脆弱性が増加している状態である。
- frailty とは，身体的に明らかな機能障害を伴っていない状態を示すとし，明らかな機能障害のある場合は，disability として区別している（図1）。

3. frailtyの評価法

項目	定義
体重	1年で体重が4.5 kg以上減少
疲労感	自己評価 ①先月ころよりいつも以上に疲労感あり ②ここ1カ月疲れやすくなった
エネルギー使用量	生活活動量評価（レクリエーションなどの活動量を評価）＊
動作	15 feet（4.57 m）歩行で 女性≤身長159 cm……7秒以上 　　＞身長159 cm……6秒以上 男性≤身長173 cm……7秒以上 　　＞身長173 cm……6秒以上
筋力（握力）	女性BMI≤23…………≤17 kg 　　BMI：23.1〜26…≤17.3 kg 　　BMI：26.1〜29…≤18 kg 　　BMI＞29…………≤21 kg 男性BMI≤24…………≤29 kg 　　BMI：24.1〜26…≤30 kg 　　BMI：26.1〜28…≤30 kg 　　BMI＞28…………≤32 kg

表1　frailtyの評価法（CHS index）
5項目のうち3項目が当てはまるとfrailtyとする。
＊簡易版ミネソタ余暇時間活動質問票に基づき，被検者にウォーキング，雑用（適度の努力を要する），芝刈り，掃き掃除，庭いじり，ハイキング，ジョギング，自転車，エルゴメータ，ダンス，エアロビクス，ボウリング，ゴルフ，テニス（シングルスまたはダブルス），ラケットボール，柔軟体操，水泳を行っているかどうかを尋ねる。
(Fried LP, Tangen CM, Walston J, et al：Frailty in older adults：evidence for a phenotype. J Gerontol A Biol Sci Med Sci 56：M146-156, 2001 より改変)

項目	回答
体重減少	5％以上の体重減少（2年間で）
起立能力	上肢（手）での支えなしに椅子から5回連続して立ち上がることができない
活力	Geriatric Depression Scaleの「最近活気にあふれていると思いますか？」の質問に対して「いいえ」

表2　SOF index
3項目の質問のうち，2項目以上あてはまる場合をfrailtyとしている。
(Ensrud KE, Ewing SK, Taylor BC, et al：Comparison of 2 frailty indexes for prediction of falls, disability, fractures, and death in older women. Arch Intern Med 168：382-389, 2008 より改変)

- frailtyの評価法には，CHS（the Cardiovascular Health Study）index（表1）やCHS indexを簡略化したSOF（the Study of Osteoporotic Fractures）index（表2）などがある。

a. CHS index（表1）

- CHSのデータを用いて
  ①体重減少，
  ②主観的活力低下，
  ③握力の低下，
  ④歩行速度の低下，
  ⑤活動度の低下，
  の5項目のうち，3項目以上あてはまればfrailtyとする[28]。
- CHS indexを用いた地域住民の調査では，65歳以上で7％，80歳以上だと30％がfrailtyと診断された[28]。

b. SOF index（表2）

- CHS indexよりさらに簡便な尺度として，SOFのデータを用いたSOF indexがある[30]。
  ①体重減少，
  ②起立能力の低下，
  ③活力の低下，
  の3項目のうち2項目以上あてはまればfrailtyとする。
- SOF indexは将来の転倒，身体機能障害，骨折ならびに生命予後の予測因子としても十分機能することが報告されている。

C. frailty（身体機能，認知機能）

4. 認知機能と老年症候群

- 認知機能の低下は老年症候群の代表的な症候であり，服薬アドヒアランスの低下や塩分摂取制限の不徹底につながる。これらは，繰り返す再入院の大きな原因となる。
- 高齢者心不全患者では認知機能低下は病態の一つとして考えられている。これは，動脈硬化が心血管および脳血管の機能異常・器質的異常と関与しているためと考えられている[31]。

5. frailtyの予防と改善

- 予備能力が低い高齢者では，社会的問題を含めたfrailtyサイクルに陥りやすい(図2)。
- 全身の臓器機能や日常生活動作に代表される身体機能の改善，心のケア，さらに社会環境の整備にまで及ぶ広い視点が必要である。

（森尾裕志）

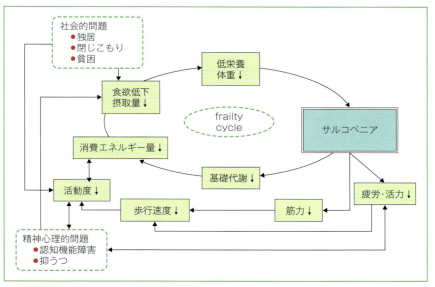

図2　frailtyサイクル
(Fried LP, Tangen CM, Walston J, et al：Frailty in older adults：evidence for a phenotype. J Gerontol A Biol Sci Med Sci 56：M146-156, 2001 より改変)

在宅・高齢者・小児 編

第13章 小児の特徴と心臓管理

A. 先天性心疾患

Q なぜ運動療法を実行する時に，先天性心疾患について知らなければならないのですか？

A 先天性心疾患とは心臓などに異常がある状態であり，個人の血行動態の把握が，安全な運動療法につながる。

1. 先天性心疾患とは

先天性心疾患（congenital heart disease）とは，心臓ないしその周囲の血管の先天的な機能的・解剖学的異常によってさまざまな障害が生じる疾患の総称であり，代表的な先天性心疾患には図1, 2のようなものがある。

- 成因として遺伝子異常や染色体異常などの遺伝要因，薬剤や感染などの環境要因があるが，多くは原因が特定できない。
- 先天性心疾患は病型によって発症する時期がほぼ決まっており，基本的には早期に発症するものほど重症度が高い。
- 同一の疾患名でも臨床像は多種多様であり，1人に複数の疾患名がつくことも多い。チアノーゼの有無と肺血流量の増減によって大きく分類できる（表1）。

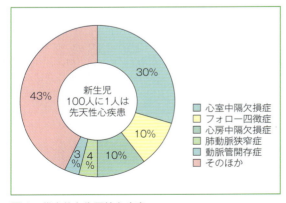

図1 代表的な先天性心疾患
心室中隔欠損症（全体の約30%）
ファロー四徴症（全体の約10%）
心房中隔欠損症（全体の約10%）

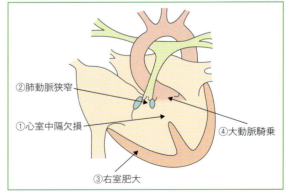

図2 ファロー四徴症
代表的なチアノーゼ性心疾患であり，①心室中隔欠損，②肺動脈狭窄，③右室肥大，④大動脈騎乗を特徴とする。大きな心室中隔欠損と肺動脈狭窄により左室や大動脈に静脈血が流れてチアノーゼが出現する。

A. 先天性心疾患

	肺血流量増加型心疾患	肺血流量減少型心疾患
非チアノーゼ性心疾患	心房中隔欠損症 心室中隔欠損症 房室中隔欠損症 動脈管開存症	
チアノーゼ性心疾患	総肺静脈還流異常症 両大血管転位症 三尖弁閉鎖症 左心低形成症候群	ファロー四徴症 完全大血管転位症 三尖弁閉鎖症

表1　先天性心疾患の分類

- 先天性心疾患を理解するためには，**個々の心臓奇形の状態と血行動態の把握が必須**となる。正常循環と比べると理解しやすい。

2. 循環動態の把握

先天性心疾患の主要な症状は心不全とチアノーゼである。その原因としては，短絡（シャント）などの解剖学的異常の存在，肺血流量の増加もしくは低下，心拍出量の低下，低酸素血症の合併などがあげられる。個人の心臓奇形の状態と血行動態から「何が問題なのか」を把握する。

a. 両心室循環と単心室循環（図3）

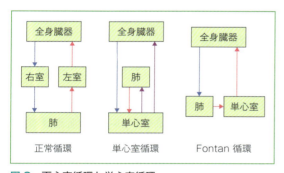

図3　両心室循環と単心室循環
正常循環，単心室循環，Fontan型手術後（Fontan循環）を示す。赤は動脈血，青は静脈血，紫は混合血を表す。

- 両心室循環（正常循環）は，左右の心室がそれぞれに機能するため直列循環となっており，静脈血と動脈血が混合することはない。
- 単心室循環では，肺静脈血と体静脈血が一つの心室内で混合して**同じ酸素飽和度の血液が肺循環と体循環に駆出される並列循環になっている**。
- 並列循環の場合も直列循環と同様に肺体血流比（肺循環血流と体循環血流のバランスのこと；Qp/Qs）が1前後が望ましく，循環を安定させるためには肺血流量の調節が重要となる。
- 単心室循環の場合，将来的には直列循環となるFontan（フォンタン）型手術（後述）が適応される。

b. 肺血流量が増加すると何が問題となるか（表2, 3）

- シャントなどの存在によって肺血流量が増加すると，肺血管の容量・圧負荷から，肺高血圧につながる。
- 心臓への容量負荷にもなって心不全につながることが問題となる。

1) 臨床症状
- 多呼吸，易感染性，息切れ，運動耐容能低下など。

2) 治療
- 酸素投与制限，姑息手術（肺動脈絞扼術）など。

c. 肺血流量が低下すると何が問題となるか（表2，3）

時期	肺血流量増加	肺血流量低下	心拍出量低下
新生児～乳児期	多呼吸，陥没呼吸，呼吸困難，喘鳴，多汗，哺乳障害	チアノーゼ	蒼白，末梢冷感，冷汗，網状チアノーゼ，体重増加不良，弱い泣き声
乳児～小児期	多呼吸，易感染性，反復する呼吸器合併症（肺炎など）	チアノーゼ，低酸素発作，蹲踞	体重増加不良，運動発達遅延，易疲労性，顔色不良
小児期以降	運動耐容能低下，息切れ	ばち状指	運動耐容能低下，動悸

表2　肺血流量の多少に伴う臨床症状

肺血管抵抗上昇因子	肺血管抵抗低下因子
PaO_2 ↓ $PaCO_2$ ↑ pH ↓ Hct ↑ N_2(FiO_2↓)吸入 PEEP ↑	PaO_2 ↑（O_2投与） $PaCO_2$ ↓（過換気） pH ↑ Hct ↓ NO吸入 PEEP ↓
カテコールアミン （DOA, AD, NA）	PDE III 阻害薬 ミリスロール，PGE_1 麻酔薬，DOB
肺血流量を手術で制限 肺動脈絞扼術	肺血流量を手術で増加 体肺動脈短絡術など

表3　肺血流量のコントロール

手術段階	SpO_2値
シャント手術後	75～80%前後
両方向性グレン手術後	85%前後
Fontan型手術後	95～100%

表4　手術段階における至適SpO_2値（目安）

- 肺動脈狭窄などの存在により肺血流量が低下すると，酸素化される血液量も減るため，低酸素血症やチアノーゼを生じる。
- 心拍出量が低下することも問題となる。

1）臨床症状
- チアノーゼや四肢冷感，顔色不良，運動発達遅延，運動耐容能低下など。

2）治療
- 酸素投与，姑息手術（体肺動脈短絡術）など。

d. 至適SpO_2値

- 解剖学的非根治例では，状態によってSpO_2の至適値が異なる。
- SpO_2値が低いからといって，むやみに酸素投与を行うと，肺血管抵抗が下がって肺血流量増加，末梢循環不全につながることもあるために注意を要する。
- 個人の至適SpO_2値は，血液ガス値や肺体血流比（Qp/Qs）を考慮して決まるが，およその目安は表4のとおりとなる。

A. 先天性心疾患

3. 心内修復方法の把握

先天性心疾患の治療は，動脈血と静脈血が混ざらないように，シャント（短絡）や欠損部分を修復して正常循環に近づけることが目標となる。

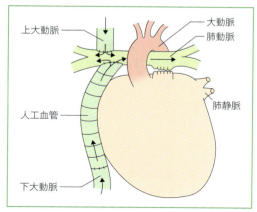

図4　Fontan型手術
単心室症などの複雑心奇形に対する機能的修復術。上・下大静脈の両方を直接肺動脈につなぐことで，心臓のポンプは体循環のみに用いられるためチアノーゼが改善する（混合血が体循環に流れない）。Total cavopulmonary bypassの頭文字をとってTCPCと呼ぶこともある。

a. 一期的根治か段階的根治か

- 心房中隔欠損症などの単純心奇形は，一期的根治となる。
- 複雑心奇形や体が小さいなどの手術に耐えられない場合には，複数回の姑息手術を繰り返す。

b. 二心室修復か単心室修復か

- 十分な大きさで圧に耐え得る心室が2つある場合には，二心室修復を目指す。
- 循環を維持するために機能する心室が1つの場合には，Fontan型手術（図4）が選択される。

c. 遺残病変

- 手術後の右心系や肺の遺残病変によって，チアノーゼが残存したり再手術が必要となる症例もある。
  ⇒右室流出路狭窄，肺動脈弁狭窄など

（熊丸めぐみ）

B. 小児の運動療法

 なぜ運動療法を実施する時に，小児の運動療法について知らなければならないのですか？

 個々によって病態が異なるために，運動の効果は一定の見解がない。個人に適した運動療法を提供する必要があることを認識することが重要である。

1. 小児心疾患児の運動療法

- 運動耐容能の改善
- 運動の安全性ならびにQOLの向上
- 積極的な社会参加及び生産的役割の向上
- 運動習慣の自覚と将来的な生活習慣病の予防，冠危険因子の是正

表1　先天性心疾患児の運動療法の目的

| 心筋炎，肥大型心筋症，拡張型心筋症 |
| 冠動脈起始異常症などの先天性冠動脈奇形 |
| 川崎病などの冠動脈疾患 |
| 先天性心疾患 |
| 　大動脈弁狭窄症などの左心系の狭窄病変
　残存弁逆流
　肺動脈閉塞性病変
　不整脈 |

＊運動に伴う急性循環虚脱と不整脈の出現が突然死につながる。

表2　運動により突然死や病態が増悪する可能性のある状態

- 小児期の運動は，心身の発達や健康維持，QOLの向上のみならず，生涯にわたる運動習慣の形成，将来的な生活習慣病の予防，社会参加，ストレスへの対処などにも有効であり，心疾患児とはいえども可能な範囲で運動すべきと考えられている（表1）。
- 運動許容範囲は患児の重症度と運動耐容能から医師により判断される（表2）。

a. 重症度評価のための検査

- 胸部X線：心拡大，心陰影，肺血管陰影など。
- 心電図：不整脈の重症度（特に難治性不整脈），心肥大所見，ST変化など。
- 心エコー：心機能，遺残短絡や逆流・狭窄病変，推定心内圧，肺高血圧の程度など。
- 身体所見：NYHA（New York Heart Association）分類，心雑音，運動耐容能，チアノーゼ，肝腫大，BNP値，SpO_2，自覚症状，胸痛や失神の既往など。

b. 術後運動療法の有効性

先天性心疾患術後の運動療法の有効性として運動耐容能の増加，一回拍出量の増加，筋力増強，心理社会的要素の改善などが認められているが，個々によって病態が違うこともあり，統一された見解がないのが現状である。

2. 小児の運動療法の実際

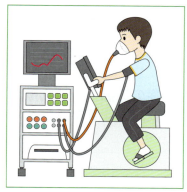

図　心肺運動負荷試験（CPX）
エルゴメータを利用した心肺運動負荷試験は，身長120cm以上の小児であれば実施可能である。

a. 運動療法の適応
- 重篤な心室機能不全や不整脈がない。
- 最終手術適応のないGlenn（グレン）手術後や肺高血圧遺残など，今後の外科治療が不可能で，運動耐容能の低下を有する患児も適応となる。

b. 運動耐容能の評価
- 遺残病変や続発症は経年的に変化しやすいため，運動に伴う症状の変化を定期的に正確に評価できる方法がよい。
  ⇒心肺運動負荷試験（図）
- 身体活動指数（specific activity scale：SAS）から推測する方法もある。

c. 発達期に合わせた運動療法

1) 乳幼児期
- 発達年齢に合った動作を選択し，「遊び」の要素を加える。体験的に自分の予備能力を知り，疲れたら自ら休むので，運動は自己制御として無理をさせない。
- 遊びの種目と酸素消費量のデータがないこと，運動療法が受動的となるために効果判定は難しい。

2) 学童期以降
- 成人に準じた好気的なトレーニングが可能となる。しかし，競争心や劣等感から自己制御が困難となる年代のため，個人に合った運動が重要となる。
- 単心室修復を行った患児では，たとえ有酸素運動の範囲であっても静水圧や息止めによって循環が破綻する可能性があるので，水泳や潜水は勧められない。

d. 運動療法を行う際の留意点
- 患児の病態，重症度，遺残病変，心不全やチアノーゼなどの臨床症状を把握して個人にあった運動療法（運動の方法，時間，頻度など）を選択する。
- 運動療法前後のバイタルサインや臨床症状の変化，突然死の直接の原因となりうる心室性不整脈の出現などに注意する。

（熊丸めぐみ）

C. 家族教育

 なぜ運動療法を実施する時に，家族教育について知らなければならないのですか？

 日常生活における注意点や経年的に生じやすい合併症の把握が，運動療法時の環境設定や状態把握，すなわちリスク管理に役立つ。また，生活指導が患児のQOL・予後改善につながる。

1. 家族教育のポイント

- 手術に伴う続発症，遺残病変，加齢変化により症状が悪化する場合もあり，日常生活の過ごし方がQOLや長期予後を修飾する。
- より良い成人期を迎えるためにも，家族はもちろん患児の自己管理能力を高める教育・指導，サポートが重要であり，また，合併症の予測は安全な運動療法の実施にもつながりうる。

2. 先天性心疾患の代表的な合併症（表1）

心不全	
原因	左右短絡残遺，弁逆流・狭窄，心筋傷害，右室型単心室，不整脈，怠薬，塩分過剰摂取など
不整脈	
原因	伝導障害，心不全，心筋障害など
感染性心内膜炎	
原因	抜歯やカテーテル操作などが契機。左右短絡遺残，弁逆流・狭窄の存在，弁置換術後はハイリスク
チアノーゼ	
原因	右左短絡の遺残・増悪，貧血など
脳膿瘍，血栓塞栓症	
原因	右左短絡遺残・増悪，脱水など
肺高血圧	
原因	左右短絡遺残，弁逆流・狭窄など

表1 先天性心疾患の合併症とその原因

- 心内修復術後は，遺残病変などによりさまざまな合併症を併発しやすい。心不全があると不整脈が出現しやすかったりと，合併症の原因と症状は複雑に絡みあっている。
- 個人の血行動態を理解して，合併症や続発症の予防，早期発見に努めることが重要となる。

3. 内服管理

- 自覚症状などがなくとも，内服は必ず守る。学校では恥ずかしがって内服できない子どももいる。
- 薬の必要性や効果，内服薬の名前についても理解できるようにサポートする。

4. 感染予防

先天性心疾患児は，感染症に対する抵抗力が弱く，感染を機に病態が悪化しやすい。特に，免疫機能が正常に働かない無脾症候群や22q11.2欠失症候群合併例は易感染性であり，注意を要する。

a. 接触感染や飛沫感染の予防

- 手洗い，うがい，人混みを避ける，インフルエンザなどの感染症流行中は集団生活を休むなどの対策を講じる。

生ワクチン（麻疹，風疹，ポリオ，BCGなど）	
手術前	4週間〜1カ月前までに接種しておく
手術後	手術後6カ月以降に接種する
不活性ワクチン（インフルエンザ，肺炎球菌など）	
手術前	1〜2週間までに接種しておく
手術後	3カ月以降に接種する

表2 周術期のワクチン接種時期（目安）

b. 感染性心内膜炎の予防

- 虫歯や抜歯により血液中に口腔内の常在菌が侵入することが契機となるため口腔内の清潔を保つ。

c. 予防接種（表2）

- 積極的に予防接種を受けることが勧められている。
- 手術後は抵抗力が落ちるため，一定期間ワクチン接種は控える（主治医の指示に従う）。

5. 食事管理

- 心不全症状のある場合，小児でも減塩が必要である。また，将来の生活習慣病を予防するために糖分や脂質の過剰摂取，カロリーオーバーにも注意する。
- 貧血が心不全やチアノーゼ症状を悪化させることがある（貧血は運動能にも関与する）。
- チアノーゼ性心疾患児では，脱水が血栓症につながることもあるため，日頃から水分摂取を心がける（ただし水分制限例では摂取上限を守ること）。

6. その他

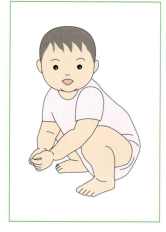

図1 無酸素発作（図は蹲踞位）
ファロー四徴症に代表的なチアノーゼ発作。起床時，排便後，身体活動などを誘因に，突然チアノーゼが増強して多呼吸になる，不機嫌に泣き続ける，痙攣などの発作を起こすもの。発作の際は，抱き上げて胸膝位（足を曲げて抱きかかえる）をとる。歩行開始後の幼児では，発作時に蹲踞位をとる例もいる。

- 乳幼児までは，啼泣やぐずりが心負荷につながるためになるべく泣かせない。
- 無酸素発作などの対処方法を指導する（図1）。
- 患児の精神的・社会的自立を推進する。周囲の過保護（いつまでも親が体調を管理する等）を避け，自分の病気や症状，内服に関する知識を身につけられるよう家族と患児をサポートしていく。
- 成人期に入ると，就職や社会参加，結婚，妊娠・出産などの諸問題があり，それを契機に病態が悪化する恐れもある。

（熊丸めぐみ）

D. 就学支援

 なぜ運動療法を実施する時に，就学支援について知らなければならないのですか？

 就学先の支援の程度に応じた生活指導や運動指導，充実した学校生活を送るための運動療法が必要となる。

1. 就学支援の必要性

- 先天性心疾患の中でもとりわけチアノーゼ性心疾患児は，発育・発達が遅れやすいことが知られている。また，ダウン症候群などの遺伝子疾患が先天性心疾患を合併することも多い。
- 身体面や知的運動機能面でのハンディキャップがある児童でも充実した学校生活を送るためには，個人にあった教育の場を選ぶことが重要であり，就学先の支援の程度に応じて生活指導や運動指導，運動療法を展開していく必要がある。

2. 就学相談

- 個人に適切な教育とそれに必要な教育環境(就学先)を保護者と自治体が話し合って決める場のことで，市町村の教育委員会が相談窓口を設けている。
- 本人の状況や教育的ニーズ，保護者の意見や専門家の見解などから就学先が決まる。

3. 特別支援教育

特別支援教育とは，通常学級では個人の能力を伸ばすことが困難となる障害(病弱，身体虚弱を含む)を持つ児童生徒に対して個人にあった適切な指導・支援を行う体制のことをいう。

- 特別支援教育の体制には，特別支援学校(平成18年までは盲学校・聾学校・養護学校)，特別支援学級(平成18年までは特殊学級)，通級による指導(通常指導教室)がある(図)。
- 通級とは，通常の学級に在籍する障害のある児童に対して，特別な場で特別な教育支援を受けることのできる制度のことをいう(例：国語と算数は通級，他は通常学級での授業)。
- 視覚障害や言語障害，肢体不自由，病弱・身体虚弱など，それぞれの障害に配慮した教育が行われている。

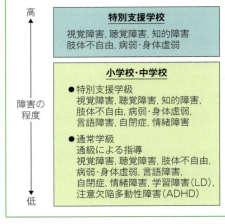

図 特別支援教育

4. 通常学級に就学する際の留意点

- 受け入れ態勢や人的配慮，環境が十分でないことも多いため，学校生活における諸問題（冷暖房の設備，エレベーターなど）については，教育委員会側との早めの話し合いが必要となる。
- リハビリテーションの視点から，学校生活上の動作指導や校外学習や修学旅行時の活動範囲についての助言を行う必要がある。
- 特別な配慮が必要と認められた場合，必要な支援（通級や付き添いなど）を受けることができる。

5. 学校生活管理指導票（表）

指導区分	基本的な考え方	運動強度の定義
A	在宅医療・入院が必要	
B	登校はできるが運動は不可	
C	「同年齢の平均的児童生徒にとって軽い運動」には参加可	ほとんど息が弾まない程度の運動 球技では原則としてフットワークを伴わないもの 等尺運動は含まれない
D	「同年齢の平均的児童生徒にとって中等度運動」まで参加可	息が弾むが，息苦しさを感じない程度の運動 パートナーがいれば楽に会話ができる程度 原則として身体の強い接触を伴わないもの 等尺運動はEの「強い運動」程の力を込めて行わない
E	「同年齢の平均的児童生徒にとって強い運動」にも参加可	息が弾み息苦しさも感じる程度の運動 等尺運動の場合は，動作時に歯を食いしばったり大きな掛け声を伴ったり，動作中及び動作後に，顔面の紅潮，呼吸促迫を伴う程度の運動
管理不要	運動制限は不要であり，経過観察も不要	

表　学校生活管理指導区分
（日本循環器学会，他：循環器病の診断と治療に関するガイドライン（2007年度合同研究班報告）．心疾患患者の学校，職域，スポーツにおける運動許容基準に関するガイドライン（2008年改訂版）を参考に作成）

- 個人の病態に合わせて学校生活において運動や生活活動などをどこまで許容するのか，主治医が判断・記載して学校側に提出するもの。
- 指導区分はA〜Eまでの5段階で，運動種目とその取り組み方によって運動強度が区分されている。
  【例】サッカー：パス・ドリブル（C・D・Eは可）
  　　　　　　　　攻撃・防御（D・Eは可）
  　　　　　　　　ゲーム参加（Eのみ可）
- 通常，二心室修復症例は日常生活や運動制限も軽度だが，複雑心奇形や単心室修復の場合，最終手術を終えても成人期に向かうにつれて疾患特有の続発症や遺残病変によりさまざまな問題が生じることも多く，学校生活のみならず日常生活や社会生活も指導区分に沿って指導する。
- 新たな合併症の出現や病状が変化したりすることもあるため，定期的な評価が必要になる。

（熊丸めぐみ）

● 文献

1) 加藤宗則，山崎裕司，柊　幸伸，他：ハンドヘルドダイナモメーターによる等尺性膝伸展筋力の測定―固定用ベルトの使用が検者間再現性に与える影響．総合リハビリテーション29：1047-1050，2001
2) 森尾裕志，大森圭貢，井澤和大，他：指示棒を用いたFunctional Reach Testの開発．総合リハビリテーション35：487-493，2007
3) Puthoff ML：Outcome measures in cardiopulmonary physical therapy：short physical performance battery. Cardiopulm Phys Ther J 19：17-22, 2008
4) Kanda K, Ohnaka T, Tochihara Y, et al：Effects of the thermal conditions of the dressing room and bathroom on physiological responses during bathing. Appl Human Sci 15：19-24,1996
5) 安東克之：軽症高血圧の管理と治療戦略　日常生活指導のあり方．日本臨床66：1542-1546，2008
6) 高橋哲也：心機能低下を伴う高齢者の運動療法―心機能低下をどう評価し，何に気を付け，どう対応するか．中部リハビリテーション雑誌6：9-14，2011
7) 高橋哲也：循環障害に対する理学療法の理論と実際．理学療法福岡24：33-38，2011
8) 武市尚也，石阪姿子，西山昌秀，他：Hand-HeldDynamometer測定値からの1 repetition maximum（膝伸展筋）の予測．総合リハビリテーション40：1005-1009，2012
9) 諸冨伸夫，伊東春樹：心大血管のリハビリテーション―病院から在宅・介護保険まで―現状と展望．総合リハビリテーション40：1385-1389，2012
10) 諸冨伸夫：在宅につながる心臓リハビリテーション．日本冠疾患学会雑誌18：215-219，2012
11) 齊藤正和：心疾患に対する理学療法の新たな展開　在宅心臓リハビリテーションの実際と展望．理療ジャーナル46：811-816，2012
12) 堀　礼子：冠動脈疾患の危険因子．日本心臓内科学会誌16：21-27，2012
13) 全国心臓病の子どもを守る会：知っていますか？成人先天性心疾患の現状とケア　先天性心疾患と生きる．ハートナーシング23：862-863，2010
14) 伊東春樹：循環器疾患の一次・二次予防に特化したNPO法人ジャパンハートクラブの活動．臨床スポーツ医学26：1241-1245，2009
15) 石田篤子，河村孝幸，金澤雅之，他：自己健康管理の定着化を目指したメディックスクラブ仙台での維持期心臓リハビリテーションの試み．心臓リハビリテーション13：165-168，2008
16) 木村　穣：スポーツ施設との連携―ジャパンメディカルフィットネスネットワーク（JMFN）―．臨床スポーツ医学26：1227-1233，2009
17) 萩原悠太，山田純生，永田英貴，他：脈拍監視装置を用いたオンライン心臓リハビリテーションの運動耐容能改善ならびに冠危険因子是正効果に関する予備的研究．心臓リハビリテーション18：111-118，2013
18) Shock NW：Nurtrition in Old Age. Carlson LA（ed），p12-23, Almqvist & Wiksell, 1972
19) 大内尉義．循環器系の加齢変化と疾患：高齢者の循環器疾患を理解するために．月刊循環器2：6-9，2012
20) 松本正幸，関本　博，鮎谷桂和，他．心エコー図法による加齢の左室拡張能と収縮能に及ぼす影響の検討．日本老年医学会雑誌28：619-626，1991
21) Lakatta EG, Levy D：Arterial and cardiac aging：major shareholders in cardiovascular disease enterprises：Part II：the aging heart in health：links to heart disease. Circulation 107：346-354, 2003
22) Tuchihasi-Makaya M, Hamaguchi S, Kinugawa S, et al：JCARE-CARD investigators：Characteristics and outcomes of hospitalized patients with heart failure and reduced vs preserved ejection fraction. Report from the Japanese Cardiac Registry of Heart Failure in Cardiology（JCARE-CARD）. Circ J：73：1893-1900, 2009
23) Komajda M, Hanon O, Hochadel M, et al：Contemporary management of octogenarians hospitalized for heart failure in Europe：Euro Heart Failure Survey II. Eur Heart J 30：478-486, 2009
24) 日本腎臓学会，編：CKD診療ガイド2012．p1-4，東京医学社，2012
25) Hiraki K, Yasuda T, Hotta C, et al：Decreased physical function in pre-dialysis patients with chronic kidney disease. Clin Exp Nephrol 17：225-231, 2013
26) 渡辺　敏（編）：臨床症状の評価と戦略的理学療法．p38-55，中外医学社，2013
27) Cruz-Jentoft AJ, Baeyens JP, Bauer JM, et al：Sarcopenia：European consensus on definition and diagnosis：Report of the European Working Group on Sarcopenia in Older People. Age Ageing 39：412-23, 2010
28) Fried LP, Tangen CM, Walston J, et al：Frailty in older adults：evidence for a phenotype. J Gerontol A Biol Sci Med Sci 56：M146-156, 2001
29) 葛谷雅文：フレイルティとは．臨栄119：755-759, 2011
30) Ensrud KE, Ewing SK, Taylor BC, et al：Comparison of 2 frailty indexes for prediction of falls, disability, fractures, and death in older women. Arch Intern Med 168：382-389, 2008
31) 清水敦哉：高齢者心不全は認知機能に影響がありますか？Geriatric Medicine 50：63-65, 2012
32) 中澤　誠（編）：新　目でみる循環器病シリーズ13先天性心疾患．メジカルビュー社，2005
33) 日本循環器学会，他：循環器病の診断と治療に関するガイドライン（2011年度合同研究班報告）．心血管疾患におけるリハビリテーションに関するガイドライン（2012改訂版）
http://square.umin.ac.jp/jacr/link/doc/JCS2012_nohara_h.pdf
34) 日本循環器学会，他：心疾患患者の学校，職域，スポーツにおける運動許容基準に関するガイドライン（2008年改訂版）
http://www.j-circ.or.jp/guideline/pdf/JCS2008_nagashima_h.pdf

略語表

略語	英語	日本語
AAA	abdominal aortic aneurysm	腹部大動脈瘤
ABPI	ankle brachial pressure index	足関節上腕血圧比
ACS	acute coronary syndrome	急性冠症候群
ADL	activities of daily living	日常生活動作
AF	atrial fibrillation	心房細動
AFL	atrial flutter	心房粗動
ALS	advanced life support	二次救命処置
Ao	aorta	大動脈
APC	atrial premature contraction	心房期外収縮
AR	aortic regurgitation	大動脈弁逆流
ARDS	acute respiratory distress syndrome	急性呼吸窮迫症候群
AS	aortic stenosis	大動脈弁狭窄
ASO	arteriosclerosis obliterans	閉塞性動脈硬化症
AT	anaerobic threshold	嫌気性代謝閾値，無酸素代謝閾値
AT	atrial tachycardia	心房頻拍
AV	aortic valve	大動脈弁
AVA	aortic valve area	大動脈弁口面積
AV block	atrioventricular block	房室ブロック
AVNRT	atrioventricular nodal reentrant tachycardia	房室結節リエントリー頻拍
AVRT	atrioventricular reciprocating tachycardia	房室回帰頻拍
BLS	basic life support	一次救急処置
CABG	coronary artery bypass grafting	冠動脈バイパス術
CAD	coronary artery disease	冠動脈疾患
CAG	coronary angiography	冠動脈造影
CHDF	continous hemodiafiltration	持続的血液透析濾過法
CKD	chronic kidney disease	慢性腎臓病
CLI	critical limb ischemia	重症肢虚血
CP-angle	costophrenic angle	肋骨横隔膜角
CPR	cardiopulmonary resuscitation	心肺蘇生
CPX, CPET	cardiopulmonary exercise testing	心肺運動負荷試験
CRT	cardiac resynchronization therapy	心臓再同期療法
CTR	cardiothoracic ratio	心胸郭比
CVD	cerebrovascular disease	脳血管疾患
CVP	central venous pressure	中心静脈圧
DES	drug eluting stent	薬剤溶出ステント
DT, DcT	deceleration time	減速時間
DVT	deep vein thrombosis	深部静脈血栓症
GEA	gastroepiploic artery	胃大網動脈
IABP	intra aortic balloon pumping	大動脈内バルーンパンピング
IC	intermittent claudication	間欠性跛行
ICD	implantable cardioverter defibrillator	植込み型除細動器

略語表

略　語	英　語	日本語
IGF	insulin like growth factor	インスリン様成長因子
IHD	ischemic heart disease	虚血性心疾患
IL	interleukin	インターロイキン
IMT	intima media thickness	内膜中膜複合体厚
ITA	internal thoracic artery	内胸動脈
IVC	inferior vena cava	下大静脈
IVS	interventricular septum	心室中隔
IVUS	intravascular ultrasound	血管内超音波
LA	left atrium	左房
LV	left ventricle	左室
LVEF	left ventricular ejection fraction	左室駆出分画
LVOT	left ventricular outflow tract	左室流出路
MDCT	multislice computed tomography	マルチスライスCT
MMSE	Mini-Mental State Examination	ミニメンタルステート検査
MR	mitral regurgitation	僧帽弁逆流
MS	mitral stenosis	僧帽弁狭窄
MV	mitral valve	僧帽弁
MWST	modified water swallow test	改定水飲みテスト
NPPV	non-invasive positive pressure ventilation	非侵襲的陽圧換気
PAD	peripheral arterial disease	末梢動脈疾患
PCI	percutaneous coronary intervention	経皮的冠動脈インターベンション
PCPS	percutaneous cardiopulmonary support	経皮的心肺補助装置
PE	pulmonary embolism	肺塞栓症
PG, Δp	pressure gradient	圧較差
PR	pulmonary regurgitation	肺動脈弁逆流
PS	pulmonary stenosis	肺動脈弁狭窄
PSVT	paroxysmal supraventricular tachycardia	発作性上室頻拍
PTA	percutaneous transluminal angioplasty	経皮経管的血管形成術
PV	pulmonary valve	肺動脈弁
PVC	premature ventricular contraction	心室期外収縮
PW	posterior wall	後壁
PWV	pulse wave velocity	脈波伝播速度
RA	radial artery	橈骨動脈
RA	right atrium	右房
RSST	repetitive saliva swallowing test	反復唾液飲みテスト
RV	right ventricle	右室
RVOT	right ventricular outflow tract	右室流出路
SFA	superficial femoral artery	浅大腿動脈
SIRS	systemic inflammatory response syndrome	全身性炎症反応症候群
SSS	sick sinus syndrome	洞不全症候群
SVG	saphenous vein graft	伏在静脈グラフト

略　語	英　語	日本語
TAA	thoracic aortic aneurysm	胸部大動脈瘤
TAO	thromboangiitis obliterans	閉塞性血栓性血管炎
TBPI	toe brachial pressure index	足趾上腕血圧比
TNF	tumor necrosis factor	腫瘍壊死因子
TR	tricuspid regurgitation	三尖弁逆流
TRALI	transfusion related acute lung injury	輸血関連急性肺障害
TS	tricuspid stenosis	三尖弁狭窄
TV	tricuspid valve	三尖弁
VAD	ventricular assist device	補助人工心臓
VF	ventricular fibrillation	心室細動
VSD	ventricular septum defect	心室中隔欠損
VT	ventricular tachycardia	心室頻拍

一般検査と基準値

血液検査	略称	基準値	単位	意味，意義
血色素量（ヘモグロビン）	Hb	男 13.1～17.0 女 11.5～14.5	g/dL	血液単位体積中のヘモグロビン色素濃度。赤血球の成分の一つで，酸素運搬能に関与。急速な低下は急性出血などが疑われる。
ヘマトクリット値	Ht	男 40.2～49.4 女 34.4～45.6	%	血液中の赤血球の容積の割合（％）。低下では貧血や出血が，上昇では脱水や多血症などが疑われる。
平均赤血球容積	MCV	80～100	fL	赤血球1個当たりの容積の平均値。 Hbの低下＋MCV 　＜80：小球性貧血 　80～100：正球性貧血 　＞100：大球性貧血 小球性貧血では鉄欠乏貧血や慢性の出血，正球性では急性の出血などが疑われる。
白血球数	WBC	3.5～8.5	×千/μL	血液単位体積中の白血球の個数。感染（炎症）により増加または低下。重症感染症患者（敗血症）では，WBCの消耗により低下することがある。WBCの低下は免疫能低下を意味し，WBC＜1,000/μは感染症罹患リスクが極めて高い。
血小板数	Plt	15～38	×万/μL	血液単位体積中の白血球の個数。 止血機能の指標。 血小板低下とリスクの目安 　＜5万：外傷後出血が長引く 　＜3万：自然出血 　＜1万：頭蓋内出血など生命を脅かす出血
プロトロンビン時間（国際標準比）	PT-INR	0.80～1.20		血液凝固能の指標。ワルファリン療法の効果判定と経過観察に用いられる。 心房細動患者におけるコントロール目標 　70歳未満：2.0～3.0 　70歳以上：1.6～2.6 高値で出血リスク，低値で血栓症リスクが高まる。
活性化部分トロンボプラスチン時間	APTT	25～40	秒	血液凝固能の指標。ヘパリン療法の効果判定と経過観察に用いられ，目標値は施設基準上限値の1.5～2.5倍。
フィブリン・フィブリノゲン分解産物	FDP	＜5	μg/mL	フィブリンやフィブリノゲンが溶解（線溶現象）された物質。体のどこかに血栓ができていれば線溶現象が亢進し，FDPが上昇する。
フィブリン分解産物Dダイマー	Dダイマー	＜0.5	μg/mL	フィブリン（血栓成分）分解産物の最小単位。体のどこかに血栓ができていれば，フィブリンが溶解（線溶現象）され，FDPとともに上昇する。
AST（GOT）	AST	11～32	U/L	AST，ALTともに肝細胞に含まれるアミノ酸を代謝する酵素。肝細胞の破壊により血液中に漏出し，上昇する。
ALT（GPT）	ALT	11～45	U/L	
アルカリホスファターゼ	ALP	100～325	U/L	
γグルタミルトランスペプチターゼ	γ-GTP	男＜80 女＜30	U/L	胆道系障害の指標。 胆管障害，胆汁分泌障害，胆道閉塞により上昇する。
総ビリルビン	T-Bil	0.2～1.2	mg/dL	
総蛋白	TP	6.5～8.5	g/dL	血清中に含まれる蛋白の総称。脱水により高値となり（濃縮），合成低下（肝障害，栄養不足，吸収不良），異化亢進（感染，炎症，甲状腺機能亢進，悪性腫瘍など），漏出（ネフローゼ症候群，熱傷など）により低値となる。
アルブミン	Alb	3.8～5.3	g/dL	血清総蛋白の60～70％を占める。膠質浸透圧の維持や様々な物質の運搬に関与。総蛋白と同じ病態で，値が変動する。半減期は14～20日程度。
プレアルブミン	PRAL	22～40	mg/dL	肝で合成される血清蛋白の一つ。半減期が2日程度と短く，短期的な評価に用いられる。

一般検査と基準値

血液検査	略称	基準値	単位	意味, 意義
クレアチンキナーゼ	CK(CPK)	男62〜287 女45〜163	U/L	骨格筋, 心筋, 脳などが障害を受けた時に血液中へ流出する逸脱酵素。損傷の程度を推測できる。
CK-MB活性	CK-MB	≦25	U/L	心筋由来の逸脱酵素を主に反映。急性心筋梗塞などで上昇。
心筋トロポニンT, I	CTnT CTnI	≦0.014 ≦0.040	ng/mL	心筋障害の特異的なマーカー。急性心筋梗塞や心筋症などで上昇。
尿素窒素	BUN	7〜19	mg/dL	血液中の尿素に含まれている窒素の濃度。排泄障害(腎・心機能障害, 脱水, 尿路閉塞)や産生・異化亢進(感染, 炎症, 甲状腺機能亢進, 悪性腫瘍など)により高値となる。尿細管で再吸収される。
クレアチニン	Cr	男0.6〜1.0 女0.5〜0.8	mg/dL	筋肉へのエネルギー供給源であるクレアチンリン酸の代謝産物。クレアチニンは糸球体ですべて濾過され, 尿細管で再吸収されないため, 糸球体濾過量(GFR)の指標として用いられる。腎・心機能障害, 脱水などで高値となり, 骨格筋の減少により低値となる。
推算糸球体濾過率	eGFR	>90	mL/分/1.73 m^2	eGFRは血清クレアチニンと年齢, 性別から推定した糸球体濾過率のこと。慢性腎臓病(CKD)の診断などに用いられる。日本人の推定式:eGFR=194×Cr$^{-1.094}$×年齢$^{-0.287}$(女性は×0.739)
総コレステロール	TC	130〜219	mg/dL	脂質異常症の診断に用いられ, 動脈硬化性疾患の危険因子となる。 高LDLコレステロール血症:LDL≧140 mg/dL 低HDLコレステロール血症:HDL<40 mg/dL 高中性脂肪血症:TG≧150 mg/dL
HDL-コレステロール	HDL-C	≧40	mg/dL	
LDL-コレステロール	LDL-C	<140	mg/dL	
中性脂肪	TG	50〜149	mg/dL	
血糖値 空腹時血糖(FBS) 75gブドウ糖負荷試験 2時間値(OGTT) 随時血糖値 ヘモグロビンA1c (HbA1c)		右記参照		各条件下での血液中のブドウ糖値を示す。HbA1cは過去1〜2カ月の血糖コントロールの状態を示す。 空腹時血糖値≧126 mg/dL, 75g OGTT 2時間値≧200 mg/dL, 随時血糖値≧200 mg/dL, のいずれかが, 別の日に行った検査で2回以上確認できれば糖尿病と診断。血糖値がこれらの基準値を超えても1回だけの場合は糖尿病型とよぶ。 糖尿病型を示し, かつ次のいずれかの条件がみたされた場合は, 1回だけの検査でも糖尿病と診断できる。 ①糖尿病の典型的症状(口渇, 多飲, 多尿, 体重減少)の存在 ②HbA1c≧6.5% ③確実な糖尿病網膜症の存在
ナトリウム	Na	138〜146	mmol/L	細胞の浸透圧の維持に関与。上昇, 低下いずれの場合も進行すると食欲不振, 脱力, 無気力, 意識障害などが出現する。重症心不全における低Na血症は予後不良因子の一つ。 高Na血症:脱水, 高血糖, アルドステロン症など 低Na血症:下痢, 嘔吐, ループ利尿薬, 腎不全, 心不全, 肝硬変など
カリウム	K	3.6〜4.9	mmol/L	細胞の機能, 特に心筋の細胞機能に大きく影響する。低値でも高値でも重篤な心室性不整脈が生じるリスクが高くなる。 高値:腎不全, ACE阻害薬, ARB, 抗アルドステロン薬, 腎不全患者におけるカリウム過剰摂取(果物, 野菜など) 低値:下痢, 嘔吐, 利尿薬(ループ, サイアザイド), アルドステロン症など
C反応性蛋白	CRP	<0.2	mg/dL	肝臓で合成される血清蛋白の一種。細菌感染や急性炎症があるとその濃度が上昇する。
脳性(B型)ナトリウム利尿ペプチド	BNP NT-proBNP	≦18.4 ≦125	pg/mL	主として心室にて, 壁応力(伸展ストレス)に応じて, 速やかに分泌されるホルモン。 心不全, 腎不全, 加齢などの影響で上昇。

索　引

和　文

あ

アセスメント　158, 164
アテロームプラーク(粥状硬化巣)　83
アテローム性動脈硬化　82
アドヒアランス　36
アドヒアランス低下　36
安全管理　134
悪液質　126

い

インターバルトレーニング　28, 133
インフォームドコンセント　134
いびき音　72
一次救命処置　140
医学的情報　158
異常Q波　50
異常心音　70
遺伝要因　184

う

ウィーニングプロトコール　147
ウォーミングアップ　16
うつ症状　34
右室後方障害　86
植込み型除細動器(ICD)　121
運動機能評価　8, 159
運動時間　23
運動指導　32
運動耐容能　20, 109, 111, 114
運動負荷ABPI回復時間　100
運動負荷試験　12, 135
運動療法　164, 188
運動療法の効果　31

え

栄養スクリーニング　130
栄養評価　130
炎症性サイトカイン　127
炎症反応　151
塩酸ドパミン(DOA)　5, 102
塩酸ドブタミン(DOB)　102
嚥下障害　14

お

オンライン心臓リハビリテーション　175
温度差対策　162

か

カヘキシア　75
カルボーネン法　21
カンファレンス　37, 139
下大静脈径　55
可否判断　165
仮面高血圧　89
家族教育　190
改定水飲みテスト　14
開存性　62
階段昇降　15
解離性大動脈瘤　94
外的要因　161
核医学検査　65
活動記録表　35
活動量計　38
学校生活管理指導票　193
冠動脈バイパス手術　112
冠動脈造影検査　110
冠危険因子　20, 30, 82, 111
冠性T波　50
患者教育　32
間欠性跛行　99
感染予防　136, 191
監視下運動療法　101
環境要因　161, 184
観血的動脈圧モニタリング(Aライン)　152

き

キリップ分類　92
気胸　60
気候(温度や湿度)　162
起座呼吸　69
基礎代謝　132
期外収縮　42, 71, 76
機械的合併症　92
機械弁　71, 117
偽腔　95, 119
偽腔(血栓)閉塞型　95
偽腔開存型　95

急性合併症　5, 10
急性冠症候群　20, 50, 91
虚血性心疾患　90, 110
狭窄度　61, 93, 110
狭心症　90
胸腔ドレーン　154
胸骨圧迫　141
胸骨正中切開　114
胸水　59, 72
胸部CT　61
胸部X線　58, 96
胸部大動脈瘤　94
強心薬　102
筋持久力　24
筋ポンプ作用　18
筋力　24
筋力評価　8, 159
禁忌　4, 110

く

クーリングダウン　16
クレアチンキナーゼ(CK)　91
空気感染　137

け

経腸栄養　128
経鼻栄養　128
頸静脈怒張　74
経皮的冠動脈インターベンション　110
血圧　105, 152
血圧上昇の回避　163
血管拡張能　17, 20
血管内治療　101
嫌気性代謝閾値　21, 125

こ

5大栄養素　132
コミュニケーション　33, 37
コンプライアンス　36
呼吸音　72
呼吸性変動　76
個人防護用具　137
後負荷　17, 104, 109
交感神経　17, 87
交互脈　76
高カロリー栄養補助食品　133

201

索　引

高血圧ガイドライン　89
高度房室ブロック　47, 48
降圧薬　103
降圧療法　97

さ

3大栄養素　132
3段脈　44
サーカディアンリズム　149
サービス　168
サイトカイン　127, 151
サポートグループ　170
サポートする組織　171
サルコペニア　75, 181
左室拡張終(末)期径　55
左室駆出分画　55, 177
左室後壁厚　55
左室後方障害　86
左室収縮終(末)期径　55
左房径　55
再灌流療法　91, 135
最高酸素摂取量　17, 20
最大酸素摂取量　109
在宅生活状況評価　160
三尖弁逆流　57
三尖弁逆流圧較差　55
三尖弁輪部収縮期の移動距離　55
酸素濃度(FiO_2)　106
酸素飽和度モニタ　153
酸素療法　106

し

ジャパンメディカルフィットネスネットワーク(JMFN)　174
シャント性疾患　71
シンチグラフィ　64
至適SpO_2値　186
指定運動療法施設　169
資源　168
自己管理　23, 68, 138
自己記録　31, 33, 37
自主トレーニング　166
自動体外式除細動器　140
手術侵襲　150
収縮不全型心不全　177
修正Borgスケール　69
就学支援　192
集中治療　10, 145
重症肢虚血　99
重症度評価　188
循環器系理学所見　164

除脂肪体重　24
消毒　136
硝酸薬　105
障害期　133, 150
静脈還流　18, 124
静脈グラフト　113
心陰影　58
心エコー　54, 176
心拡大　58
心胸郭比　59
心筋因子　88
心筋壊死　91
心筋虚血　65, 111, 114
心筋虚血の心電図　51
心筋梗塞　57, 90
心筋トロポニン　52
神経体液性因子　87, 88
心原性ショック　92
心雑音　70
心室細動　49
心臓再同期療法　122
心室期外収縮　43
心室中隔厚　55
心室頻拍　49
心尖拍動　78
心電図同期心筋SPECT　66
心電図変化　13, 114
心電図モニタ　152
心嚢縦隔ドレーン　154
心肺運動負荷試験　21, 38
心肺蘇生　140
心拍出量　84, 88
心拍出量の低下　13
心拍数調整機能　121
心拍数の計算方法　42
心拍数の推移　22
心破裂　57, 92
心不全　69, 74, 185
心不全チェック項目　33
心不全手帳　33
心房細動　46, 71, 76
心房期外収縮　44
心房粗動　46
心ポンプ失調　91
心理社会的因子　170
人工血管置換術　97, 118
人工呼吸　142
腎性貧血　179

す

スタンダードプレコーション　136

スタンフォード分類　63, 95, 118
ステントグラフト内挿術　119
ストレッチング　19
水泡音　72
推定糸球体濾過量　178

せ

セルフヘルプグループ(自助グループ)　171
せん妄　11, 148
生活習慣病指導管理料　167
正常心音　70
正常洞調律　42
静的栄養指標　130
静的ストレッチング　19
切迫破裂　96
石灰化　61
接触感染　137
接触感染の予防　191
先天性心疾患　184, 188, 191
洗浄　136
全身性炎症反応症候群　151
前負荷　84, 109

そ

組織(団体)　170
早期離床　6, 11
僧房弁逆流　57
僧房弁狭窄　57, 115
僧帽弁閉鎖不全症　116
足関節上腕血圧比　100
足趾上腕血圧比　100
側副血行路　93

た

タイプD行動パターン　30
体外式ペースメーカ　154
体外設置型VAD　123
体内植込み型VAD　123
大動脈解離　76
大動脈基部置換術　118
大動脈径　55
大動脈弁逆流　57
大動脈弁狭窄　57, 115
大動脈弁閉鎖不全症　115
代償機序　87
第1度房室ブロック　47
第3度(完全)房室ブロック　48
第2度房室ブロック　48
脱水　78
蛋白尿　53, 179

索　引

ち
チアノーゼ　68, 74, 185
チーム作り　138
蓄積期　133
中心静脈圧　153
中心静脈ライン　153
中枢性睡眠時無呼吸　108
鎮静下　4

て
低酸素血症　13, 74
低酸素状態　27
低心拍出量症候群　68
低体温療法　145
笛様音　72
転換期　133, 150
臀筋跛行　119

と
トークテスト　22
トイレ環境　163
ドゥベーキー分類　95
同化期　133, 150
洞不全症候群　47
動的栄養指標　130
動脈グラフト　113
動脈硬化　82, 98
特別支援教育　192

な
内的要因　161
内服管理　190

に
2：1房室ブロック　47
2段脈　44
二心室修復　187
二次予防　31
二次救命処置　140, 144
日常生活動作　8, 12, 14
入浴環境　163
入浴動作　15
尿量　53, 69

ね
捻髪音　72

の
ノルアドレナリン（NAD）　102

は
ハリス・ベネディクトの式　132
ハンドヘルドダイナモメータ（HHD）　159
バイパス術　101
バクテリアルトランスロケーション　128
バルサルバ効果　27
肺うっ血　60, 85
肺水腫　60, 69
排泄　15
肺動脈カテーテル　152
白衣高血圧　89
反回神経麻痺　96
反復唾液飲みテスト　14

ひ
非ST上昇型心筋梗塞　50
非侵襲的陽圧換気　108
飛沫感染　137
飛沫感染の予防　191
標準予防策　136
病状把握　158

ふ
フォレスター分類　85, 102, 153
フォンテイン分類　99
プラーク（粥腫）　82
フランク・スターリングの法則　85
フレイルティ　181
不安定プラーク　20, 91
不安定狭心症　50
浮腫　69, 77
腹部大動脈瘤　76, 94
腹部大動脈置換術　119

へ
ペースメーカ　120, 154
閉塞性血栓性血管炎　98
閉塞性動脈硬化症　76, 98
米国心臓協会（AHA）の分類　93, 110
変行伝導　44
弁形成術　117
弁置換術　117
弁膜症　54, 57

ほ
ボルグスケール　21, 69
歩行補助具　13

ま
補助人工心臓　123
訪問リハビリテーション　168
防寒対策　162
房室ブロック　47, 120
発作性呼吸困難　68
発作性上室頻拍　45

ま
マルチスライスCT　62
末梢ライン　153
末梢循環障害　86
末梢血管抵抗　88
末梢骨格筋　75

む
無気肺　60, 146

め
メディックスクラブ　172
滅菌　136

も
モニタリング　111, 135
目標心拍数幅　16

や
薬剤溶出ステント　110

ゆ
輸血関連急性肺障害　180
輸血療法　179
有意狭窄　93
有酸素運動　20, 35, 127

よ
予測と対応の備え　165
予防接種　191
抑うつ・不安の評価　34

ら
ライフスタイル　167
ラウン分類　43
ラプラスの法則　97

り
リハビリテーションプログラム　12, 124, 138
利尿薬　103
離床　4
離床開始基準　6

203

索　引

れ
レジスタンストレーニング　24, 165

ろ
肋骨横隔膜角　59

欧　文

A
abdominal aortic aneurysm（AAA）　94
ACE 阻害薬　104
activities of daily living（ADL）　8, 12
acute coronary syndrome（ACS）　50
ADL 評価　160
advanced life support（ALS）　140, 144
AHA の冠動脈分類　93, 110
anaerobic threshold（AT）　21, 125
ankle brachial pressure index（ABPI）　100
aortic diameter（AoD）　55
aortic regurgitation（AR）　57, 115
aortic stenosis（AS）　57, 115
ARB　104
arteriosclerosis obliterans（ASO）　98
assessment of physical function　8
adaptive servo ventilation（ASV）　108
atrial fibrillation（AF）　46
atrial flutter（AFL）　46
atrial premature contraction（APC）　44
atrioventricular block（AV block）　47
automated external defibrillater（AED）　140
AutoSet CS　108

B
β 遮断薬　48, 105
Borg スケール　21, 69
bull's eye image　66
butterfly shadow　60

C
cardiac resynchronization therapy（CRT）　120
cardiopulmonary exercise testing（CPX）　21, 38
cardiothoracic ratio（CTR）　59
Ca 拮抗薬　104
central venous pressure（CVP）　153
chronically critical illness　5, 7
CHS index　182
CKD 重症度分類　178
congenital heart disease　184
controlling nutritional status（COUNT）　131
coronary artery bypass grafting（CABG）　112
costphrenic angle（CP-angle）　59
Cr　53
critical illness　7
critical limb ischemia（CLI）　99
CRP　53
CRT-D　122
CT 検査　61, 96

D
DeBakey 分類　95
D-ダイマー　53

E
E/e'　55
eGFR　53, 178

F
Fontaine 分類　99
Forrester 分類　85, 102, 153
frailty　181
Frank-Starling の法則　85
Functional Status Score-ICU（FSS-ICU）　8

G
geriatric nutritional risk index（GNRI）　131

H
Harris-Benedict の式　132
HDL コレステロール　53, 83
heart failure with preserved ejection fraction（HFpEF）　177
heart failure with reduced ejection fraction（HFrEF）　177

I
ICU-acquired weakness（ICU-AW）　9
IL-6　126
inferior vena cava（IVC）　55
interventricular septal thickness（IVST）　55

K
Karvonen 法　21
Killip 分類　92

L
left atrial diameter（LAD）　55
Laplace の法則　97
LDL コレステロール　53, 83
left ventricular ejection fraction（LVEF）　55, 177
Lown 分類　43
left ventricular end-diastolic diameter（LVDd）　55
left ventricular end-systolic diameter（LVDs）　55

M
mini nutritional assessment（MNA）　131
mitral insufficiency　116
Mobitz II 型ブロック　47
modified functional reach test（M-FRT）　159
modified water swallow test（MWST）　14
mitral regurgitation（MR）　57
mitral stenosis（MS）　57, 115
multislice computed tomography（MDCT）　62

N
non HDL-C　53
non-invasive positive pressure ventilation（NPPV）　108
NSTEMI　50
N-terminal pro BNP（NT-proBNP）　53

O
OPCAB　112

索 引

P

paroxysmal supraventricular tachycardia(PSVT)　45
percutaneous coronary intervention(PCI)　110
PHQ-9　34
plain old balloon angioplasty(POBA)　111
posterior(LV)wall thickness(PWth)　55
premature ventricular contraction(PVC)　43

R

rate response　121
repetitive saliva swallowing test(RSST)　14
Richmond Agitation-Sedation Scale(RASS)　147
RIFLE 分類　178

S

short physical performance battery(SPPB)　159
sick sinus syndrome(SSS)　47
SOF index　182
SPECT(single photon emission computed tomography)　64
SpO_2 値　186
Stanford 分類　63, 95, 118
STEMI　50
ST 下降　51
ST 上昇　51
ST 上昇型心筋梗塞　50
subjective global assessment(SGA)　131
systemic inflammatory response syndrome(SIRS)　53, 151

T

TG　53
thoracic aortic aneurysm(TAA)　94
thromboangiitis obliterans(TAO)　98
TIMI(thrombolysis in myocardial infarction)分類　93
TNF-α　126
toe brachial pressure index(TBPI)　100

transfusion related acute lung injury(TRALI)　180
tricuspid annular plane systolic excursion(TAPSE)　55
tricuspid regurgitation(TR)　57
tricuspid regurgitation pressure gradient(TRPG)　55

U

ULP(ulcer-like projection)　119
unstable angina(UA)　50

V

ventricular assist device(VAD)　123
ventricular fibrillation(VF)　49, 145
ventricular tachycardia(VT)　49, 145
VT/VF ゾーン　122

W

WBC　53
Wenckebach 型ブロック　47

「なぜ」から導く
循環器疾患のリハビリテーション
　―急性期から在宅まで―　　　　　定価（本体 4,500 円＋税）

2015 年 2 月 10 日　第 1 版第 1 刷発行

編　集　内　　昌之・高橋哲也

発行者　古谷　純朗

発行所　金原出版株式会社
〒113-8687 東京都文京区湯島 2-31-14
電話　編集（03）3811-7162
　　　営業（03）3811-7184
FAX　　（03）3813-0288
振替口座　00120-4-151494
http://www.kanehara-shuppan.co.jp/
ISBN 978-4-307-75043-1

ⓒ 2015

検印省略

Printed in Japan

教文堂／永瀬製本所

JCOPY ＜(社)出版者著作権管理機構 委託出版物＞
本書の無断複写は著作権法上での例外を除き禁じられています．複写される場合は，そのつど事前に，(社)出版者著作権管理機構（電話 03-3513-6969，FAX 03-3513-6979，e-mail：info@jcopy.or.jp）の許諾を得てください．

小社は捺印または貼付紙をもって定価を変更致しません．
乱丁，落丁のものはお買上げ書店または小社にてお取り替え致します．